U0279165

车享生活

驾乘健康与安全出行

主　编　朱成英

副主编　谢岳林　仇燕青　顾玉连　喻巧琳

上海科学技术出版社

图书在版编目（CIP）数据

车享生活 ： 驾乘健康与安全出行 ／ 朱成英主编.
上海 ： 上海科学技术出版社，2024. 11. -- ISBN 978-7-
5478-6874-4

Ⅰ. U471.3

中国国家版本馆CIP数据核字第2024KG3256号

车享生活——驾乘健康与安全出行

主 编 朱成英

上海世纪出版（集团）有限公司
上 海 科 学 技 术 出 版 社 出版、发行
（上海市闵行区号景路159弄A座9F-10F）
邮政编码201101 www.sstp.cn
常熟市华顺印刷有限公司印刷
开本 890×1240 1/32 印张 5.5
字数 110千字
2024年11月第1版 2024年11月第1次印刷
ISBN 978-7-5478-6874-4 / R·3131
定价: 68.00元

内容提要

　　目前汽车已进入越来越多的家庭，成为百姓日常生活中的必需代步工具。如何保障驾乘人员的健康与出行安全，成为全社会关注的热点。

　　大量事实告诉我们，行车安全无小事，交通肇事猛如虎！本书分为"选车用车篇""日常驾车篇""职业驾车篇""特殊人群驾乘篇"以及"应急救护篇"，共 60 个问题，扼要介绍了如何科学选车、改善驾乘习惯、杜绝健康隐患、紧急情况应急救护等内容，可谓全国 5 亿驾乘人员的"健康宝典"，确保广大驾乘人员在行车过程中保持最佳身心状态，保障出行安全，营造和谐交通路网！

编委会

主　编　朱成英

副主编　谢岳林　仇燕青　顾玉连　喻巧琳

编　委（以姓氏笔画为序）

马文静	王 飞	王国江	王震华	毛智荣
石 琴	吕红莉	朱西产	任家祥	刘朝晖
许向东	孙建梅	李丹怡	杨 舟	杨奕辉
肖 佳	吴 晓	吴晓方	吴海博	何继红
沈志豪	张 洁	张 琳	张 鑫	张爱梅
陈 青	陈之琦	陈晓鸥	邵 瑜	武晓宇
金 园	周海华	底 彬	孟亚萍	孟拥军
赵 菁	赵新颖	祝义军	姚美芬	索丽霞
夏姚瑶	徐建华	徐晓锋	殷 勇	殷 毅
高 燕	唐雨曼	黄 丹	屠春林	董柏君
嵇 晟	赖忠燕	谭利民		

绘　画（以姓氏笔画为序）

池辰申　林前煌　夏姚瑶

序　一

在推进健康上海建设的宏伟蓝图中，我们坚定不移地追求健康软实力的持续提升。对于全国首部专注于汽车健康与安全出行的科普读物的成功问世，我们深感振奋。该书致力于塑造既保障安全又彰显文明的驾乘环境和文化，这不仅是城市持续发展的内在驱动力，也是民众福祉提升的重要标志，充分彰显了我们对公众健康出行与安全出行的高度重视与不懈努力。细读后，我认为这本书具备以下几大亮点。

首先，深入践行了"生命至上"的原则。健康服务的优化，已不仅仅是医疗技术的革新，更是对民众实际需求深刻理解的体现。它如同细雨润物般，渗入我们日常生活的每一个角落，从繁忙的日常出行到平凡的居家生活，无一不彰显对生命的尊重与敬畏。尤为值得称道的是，该书明确传达了"生命至上"的核心宗旨，通过细致入微地洞察民众在驾乘出行领域的困惑与期盼，从根本上理解并满足其健康需求，让科技的力量成为推动健康事业蓬勃发展的强大驱动力。

其次，充分运用了"用户思维"的理念。该书在推广健康安全文明驾乘文化的过程中，充分展现了其以用户需求为导向、以科学分析为依据、以实践应用为抓手的鲜明特点，为用户提供宝贵的健康出行指南。通过大数据分析与深入的调研，精准捕捉并有效解决了用户在驾乘过程中可能遇到的各种身心健康问题，如长时间驾驶引发的疲劳感、车内空气质量不佳、"路怒症"的危害等，确保每一次出行都能成为享受健康与安全的愉悦体验。

最后，有力助推科研成果的转化。此书问世的背景，是嘉定区中心医院成功立项 2024 年度上海市健康科普专项计划项目。项目落地以来，医院针对驾乘文化中的健康安全问题，积极策划专题宣传，不断提高公众的安全意识与自我保护能力，共同营造安全、健康、文明的出行环境。同时，科研成果的转化与应用，也是我们持续推动健康上海建设的重要支撑，这正是我们乐于见到的。一直以来，我们鼓励并支持医疗机构与科研院所、高校、企业等密切合作，将最新的科研成果转化为实际应用，为市民提供更加高效、便捷的健康服务。

"健康科普"领域充满无限可能，"健康上海"的宏伟蓝图亦未来可期。让我们携手并进，以科技创新为动力，以健康传播为纽带，以科研成果为坚实支撑，共同将健康科普打造成为上海这座国际化大都市的璀璨名片！

王 彤

2024 年 10 月

序 二

　　健康与安全出行是市民畅享美好生活的重要组成部分。医学科普应当以医学知识的普及和传播为基础，为美好生活赋彩，为城市发展赋能，不断满足市民对高品质健康生活的追求！从而推动形成共建、共享、共治的社会治理新生态，这对于构建"以人为本"的和谐、文明社会意义深远。

　　在"五个嘉定"建设背景下，"汽车嘉定"正全力推进汽车"新四化"转型升级，坚定不移朝着"建设世界级汽车产业中心核心承载区"目标迈进，全力推动世界智能网联汽车创新高地建设。在出行设计上，更是不断借助 AI 等前沿科技，将健康、安全、智慧等核心要素紧密结合，以打造更加优质的出行体验。

　　与此同时，"健康嘉定"正奋力奔跑在公立医院改革与高质量发展示范区的新赛道上，紧紧围绕"人民城市"核心理念，密切关注市民全生命周期和全方位领域的健康问题。本书正是坚持以人民健康为中心，巧妙地将医学科普与嘉定特色产业跨界交汇，实现了健康知识与汽车文化基因的深度融合，为市民提供了一本兼具科学性、通俗性、趣味性的健康与安全出行科普读物，旨在普及文明健康生活方式，进一步提升市民健康素养。

　　本书围绕"驾乘人员健康与安全"的核心议题，系统性地探讨了驾驶员与乘客在日常出行过程中涉及的多个健康与安全维度。内容涵盖了驾乘人员的健康管理策略、良好的驾乘习惯养成，以及紧急情况下的救护措施等多个方面。尤为值得一提的是，本书不仅关注了一般驾乘人员的普遍健康需求，还深入探讨了慢性病患者及特殊人群在出行中的特定健康需求，确保不同驾乘群体均能在书中找到针对性的健康指导与问题解答，从而全面提升驾乘人员的健康与安全素养。

本书中应急救护部分亦为一大亮点与特色。通过普及基础急救知识及传授实用的急救技能，让人们在危急时刻用得上、用得好，能救伤、能救命，为自己与他人赢得宝贵的黄金救治时间。这不仅是对生命的敬重，更是一份社会责任的担当。为确保内容的准确性与易读性，本书的编写团队特别邀请了具有丰富临床经验的医生参与，他们运用通俗易懂的语句和妙趣横生的漫画，将原本复杂且专业的医学知识深入浅出地呈现给读者。

健康中国战略的核心思想是"以人民健康为中心"，衷心希望本书不仅是一份驾乘健康与安全出行的权威指南，更能成为每位车主的必备读物和急救宝典。我们期待，大家都会去翻阅它，让科普图书在科普教育和健康传播中切实发挥作用，营造全社会文明驾车和健康出行的良好文化氛围，助力将嘉定塑造成为健康安全文化领域的璀璨明珠，以高辨识度的健康安全文化为特色，塑造嘉定城市品牌的新风貌与新形象！

愿此书常伴你我左右，亦愿诸君在乐享汽车生活的同时，共享健康之福！

许文忠

2024 年 10 月

前　言

随着人民生活水平的不断提高，公众对多元化的健康需求日益增强，百姓对汽车驾乘健康与安全出行的需求也日益迫切。据公安部数据显示，当前全国机动车保有量已突破 4.5 亿辆。然而，与之相应的是，每年发生的交通事故数量超过 25 万起，意味着每小时约有 6 条生命因交通事故消逝，凸显了交通安全问题的严峻性。此外，WHO 发布的《2024 世界卫生统计报告》指出，伤害和暴力成为全球卫生方面的主要问题，位列前 5 位。"道路安全"与"出行安全"已然成为关乎全民健康福祉的重大议题，更是每位驾乘者必须深刻理解并掌握的基本生存技能。为此，《车享生活——驾乘健康与安全出行》一书应运而生，作为全国首本专注于汽车驾乘健康与安全的科普读物，旨在成为驾乘者的贴心伴侣和权威指南，为每一次平安、健康出行保驾护航。

本书分为五篇，包括"选车用车篇""日常驾车篇""职业驾车篇""特殊人群驾乘篇"及"应急救护篇"。其中，"选车用车篇"详细介绍了不同车型的特点及其适用场景，帮助驾乘者根据自身需求选择适合自己的"五星"好车。"日常驾车篇"从驾乘者身心健康出发，提供了详尽的健康提示与专业建议。"职业驾车篇"针对职业驾驶员的特点，提出了一系列专业的驾驶技巧和健康策略。"特殊人群驾乘篇"特别关注老人、孕妇、儿童等特殊人群的健康需求，提出了相应的驾乘建议和注意事项。"应急救护篇"通过普及权威的医疗救护知识和实际操作技巧，帮助驾乘者掌握正确的应急救护方法，确保在关键时刻能够迅速有效地应对。

五大篇的精心编排和深入论述，全面而系统地探讨了如何通过改善驾车习惯、杜绝健康隐患、调节不良情绪等方式，以确保驾乘者在行车过程中保持最佳身心状态并保障出行安全。这些有趣、有料、有用的科普知识，均来自嘉定区中心医院临床医生之手，其中有医疗领域颇有建树的专家"大咖"，有怀揣科普理想的青年医护，他们凭借丰富的临床经验和专业的知识技能，将这些科普知识以浅显易懂的方式呈现给公众，旨在提高全民健康素养。希望通过我们的努力，使得大家在阅读的过程中既能学到实用的技能，又能感受到医学的魅力。

驾乘健康与安全出行不仅关乎个人的生命安危，更关乎每个家庭的幸福和社会的和谐稳定。衷心期待每一位阅读本书的驾乘人员都能够从中受益，将所学到的知识和技巧应用到实际的驾乘过程中去。让我们携手努力，共同守护每一段旅程的平安与健康！

编　者

2024 年 10 月

目 录

01 选车用车篇

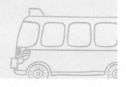

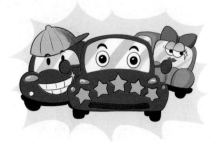

02

日常驾车篇

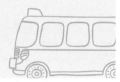

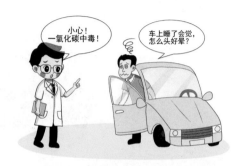

03

职业驾车篇

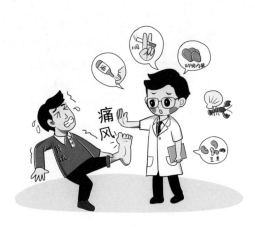

04

特殊人群驾乘篇

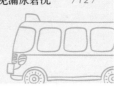

05

应急救护篇

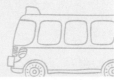

一、选车用车篇

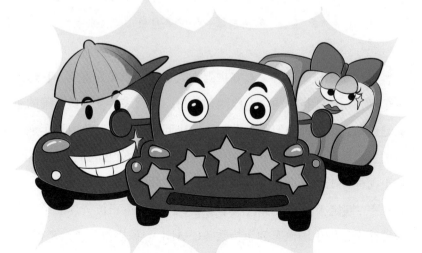

1. 如何选择一辆"五星级"健康车

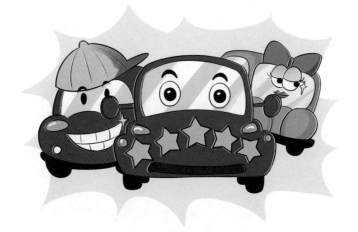

伴随经济的快速发展，汽车早已走进千家万户，植根于人们的生活，人们出行方式改变、用车时间不断增加。在"健康中国"战略背景下，汽车健康消费也在不断强化升级，选择一辆优质的汽车成为不断升温的关注点。那么，如何选择一辆"五星级"健康车呢？

评估车辆健康状态，对守护驾乘人员的健康尤为重要。它通过对车辆各项性能指标的全面检测和分析，为驾乘人员提供准确的车辆健康信息，帮助他们及时发现并解决问题，从而避免因驾车乘车而引发健康风险。国家相关部门和组织在国际交通医学会指导下，基于国内外工况标准，结合汽车消费者实际用车需求及行业实际发展水平，制定了集消费者、汽车企业、国家政策三位一体的第三方评价体系，即中国汽车健康指数（C-AHI）。该指数整合汽车行业、医疗行业、通信行业的研究资源，旨在通过大量公正、公开、真实的评价数据，建立中国汽车健康新标准。

中国汽车健康指数（2023版）的体系架构分为三个部分（表1-1），即清新空气、健康防护、绿色出行。

表1-1　C-AHI（2023版）体系架构

清 新 空 气	健 康 防 护	绿 色 出 行
空气质量	致敏风险	低碳节能
颗粒净化	抗菌防霉	续航保持
	电磁辐射	清洁排放

清新空气

按照车内挥发性有机化合物（VOC）与车内气味权重60%、车内颗粒物权重40%，计算清新空气指数，得分 S。清新空气指数整体评价以星级形式展现，具体评价方法如表1-2所示。

评价车型获得 [60～70) 分，评价结果为一星级；

评价车型获得 [70～80) 分，评价结果为二星级；

评价车型获得 [80～85) 分，评价结果为三星级；

评价车型获得 [85～90) 分，评价结果为四星级；

评价车型获得 [90～100) 分，评价结果为五星级。

表1-2　指数与星级对应

星　级	得分区间	评价标识
一星级	$60 \leq S < 70$	★
二星级	$70 \leq S < 80$	★★

（续表）

星　级	得 价 区 间	评 价 标 识
三星级	80 ≤ S < 85	★★★
四星级	85 ≤ S < 90	★★★★
五星级	90 ≤ S < 100	★★★★★

健康防护

按照车内致敏物风险权重 40%、车内抗菌防霉权重 30% 和车辆电磁辐射权重 30%，计算健康防护指数，得分 S。健康防护指数整体评价以星级形式展现，评价方法同表 1-2。

绿色出行

绿色出行各个测试场景满分 100 分，所有测试场景加权总分 100 分。加权总分 = ∑（各场景得分 × 权重）计算。具体按照表 1-3。

表 1-3　绿色出行加权分数计算方法

序号	车型	维度	测试场景	权　重	分值
1	燃油乘用车（含油电混合）	低碳节能	拥堵场景能耗	30%	100
2			高温场景能耗	20%	
3			低温场景能耗	20%	
4			常温场景能耗	30%	
5	插电式混合动力乘用车	低碳节能	高温空调油耗增加率	25%	100
6			电量消耗量	10%	
7			燃料消耗量	15%	

（续表）

序号	车型	维度	测试场景	权　重		分值
8	插电式混合动力乘用车	续航保持	高温等效全电里程衰减率	20%		100
9			低温等效全电里程衰减率	30%		
10	纯电动乘用车	低碳节能	常温 WLTC 工况百公里电耗	10%	20%	100
11			百公里充电时间	10%	—	
12		续航保持	高温 WLTC 工况续航里程衰减	15%	30%	
13			低温 WLTC 工况续航里程衰减	20%	30%	
14			常温等速 120 km/h续航里程衰减	20%	—	
15			常温 WLTC 工况续航里程衰减	25%	20%	
		车辆类型		常规车	微型车	

按照表 1-3 对最终加权得分 S 进行等级评定。车型得分 < 50 分评价结果为一星级；评价车型获得 [50～65) 分，评价结果为二星级；评价车型获得 [65～75) 分，评价结果为三星级；评价车型获得 [75～85) 分，评价结果为四星级；评价车型获得 [85～100) 分，评价结果为五星级。具体按照表 1-4。

表1-4　绿色出行评价星级分数对应

星　级	得　分　区　间	评　价　标　识
一星级	S < 50	★
二星级	50 ≤ S < 65	★★
三星级	65 ≤ S < 75	★★★
四星级	75 ≤ S < 85	★★★★
五星级	85 ≤ S < 100	★★★★★

　　在中国汽车健康指数推动下，车内环境健康水平正逐步提升。车辆健康守护功能配置逐渐增多，对驾乘人员的健康守护能力逐渐增强，健康和安全体验明显提升。目前已有十余家整车企业将汽车健康指数纳入整车车内环境质量开发标准。当前实施的汽车健康指数为中国汽车健康指数（2023版），自2024年3月31日起实施，感兴趣的朋友有空时可了解一下。

2. 申请驾驶证为何必须体检

　　驾驶证的历史最早可以追溯到19世纪末的法国，现代汽车之父的妻子贝塔·奔驰。她驾驶着"奔驰1号"，成为世界上第一位女司机，也是第一个拥有汽车驾驶证的人。

　　随着汽车工业的快速发展，交通安全的问题日益凸显。特别是一些可能妨碍安全驾驶的疾病，如癫痫、心脏病等，会引发交通事

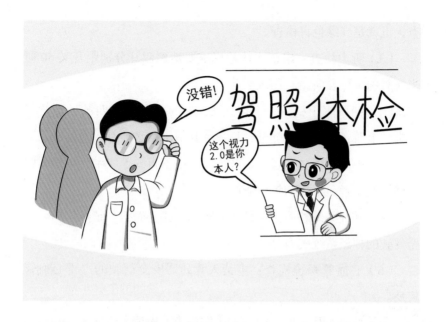

故的发生。这些交通事故，不仅带来了巨大的社会损失，也进一步凸显了在颁发驾驶证（又称驾照）前进行全面体检的重要性。从最初仅代表驾驶技能合格，驾驶证已演变为对驾驶技能、身体状况和责任意识等多方面资格的证明。因此，严格的体检成为申请驾驶证过程中必不可少的环节。

我国现行交通法规对驾驶证申请人的体检内容进行了详细的规定。

（1）身高检查：申请大型客车驾驶证者通常身高要求＞155厘米。申请中型客车驾驶证者则要求身高＞150厘米；报考其他车型驾驶证无身高限制。

（2）视力检查：申请家用乘用车驾驶证的人，其双眼裸视力或矫正视力应当达到对数视力表4.9以上。另外还需要进行辨色力检查，也就是红绿色盲检查。

（3）听力检查：申请人体检标准要达到双耳分别距音叉 50 厘米能辨别声源方向。

（4）四肢躯干检查：申请人必须颈部、躯干、四肢运动功能正常。上肢：双手拇指健全，每只手其他手指必须有三指健全。下肢：申请手动挡驾驶证者，下肢不等长度不得＞5 厘米。申请驾驶自动挡汽车者，右下肢应当健全。

（5）神经系统检查：申请人必须如实排查癫痫、眩晕等妨碍安全驾驶的神经系统疾病等。

（6）心血管系统检查：申请人无妨碍安全驾驶的严重心血管疾病。

申请驾驶证体检时，应如实告知病史。申请人应如实告知自己的健康状况和既往病史，以便医生做出准确评估。注意避免疲劳体检，在体检前应充分休息，避免因疲劳影响体检结果。驾驶证体检没有抽血项目，所以不需要空腹去体检。

小贴士：特殊人群的驾驶证体检

（1）听力障碍者：根据新交规，只要佩戴助听设备，达到两耳分别距音叉 50 厘米能辨别声源方向，即使有听力障碍也可以申请小型汽车、小型自动挡汽车准驾车型的机动车驾驶证。但需在副页特别标注驾驶机动车必须佩戴助听设备。

（2）视力损伤者：盲人不能申请任何驾驶证，但单眼视力障碍者，其裸眼视力或者对数视力达到 5.0 以上、水平视野达到 150° 的人，可以申领小型汽车、小型自动挡汽车、低速载货汽车、三轮汽车、残疾人专用小型自动挡载客汽车准驾车型机动车驾驶证。

（3）肢体残疾人：右下肢或双下肢缺失、丧失运动功能但能自主坐立的申请人，可以申请残疾人专用的小型自动挡载客汽车驾驶证。

（4）老年人：新交规规定，年龄超过70岁的驾驶者，每年在记分周期结束后三十日内，需提交一份指定的或者认可的机构出具的身体状况证明。并通过记忆力、判断力、反应力（"三力"）测试。如果没有按照规定提交身体状况证明，驾驶证将会被注销。

3. 车载空调的正确打开方式

有报道称，某市一男子被发现死于车库内的私家车里。车辆四门紧闭，发动机未熄火，车载空调开了一夜。警方初步排除刑事案件可能，怀疑是开空调时门窗紧闭无法通风，最终导致一氧化碳中毒死亡。

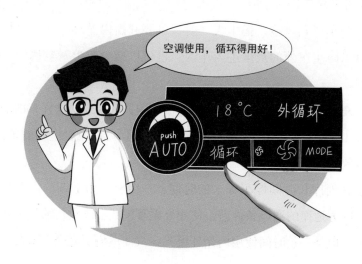

地库停车时车内空调使用不当致人员伤亡，乍看很多人觉得不可思议。为什么会出现这样的情况？难道是车辆问题？车载空调质量问题？其实不然，这主要还是车内空调使用方法不合理。

相信拥有车的朋友都知道，汽车空调的工作模式分为内循环和外循环两种。如何正确地使用这两种模式，首先需要了解什么是内外循环和应用场景。

什么是内循环？使用内循环模式的主要应用场景有哪些

所谓内循环，就是关闭了车内外的气流通道，不开风机就没有气流循环，开风机时吸入的气流也仅来自车内，形成车辆内部的气流循环。内循环主要是及时有效地阻止外部的灰尘和有害气体进入车内，比如行驶中通过烟雾、扬尘、异味区域或车辆密集紧凑行驶时，阻挡前车排出的有害尾气，另外的一个作用就是保温。

堵车的时候，一定要开启空调的内循环模式。因为车流越是拥堵，空气中的尾气浓度就越大，此时使用内循环模式，可以有效防止车外的尾气进入车内。

开车遇到风沙、扬尘天气时，也要开启内循环模式。这样不仅可以防止车外的灰尘进入车内，也可以减少灰尘对空调滤芯的影响。

夏天打开空调制冷的时候也应使用内循环模式，这样车内的冷空气出不去，车外的热空气也进不来，不仅可以减轻空调的负载，制冷效果也更好。

在地库长时间停车等人的时候，一定要使用空调的内循环模式。因为地库的通风条件差，使用外循环模式会导致污浊气体进入车内。但是，长时间使用内循环模式，汽油燃烧不完全时就会产生高浓度的一氧化碳，也可能会导致车内人员缺氧。最稳妥的办法还是锁好车门，到外面安全的地方等人。

什么是外循环？使用外循环模式的主要应用场景有哪些

所谓外循环，就是利用风机将车外的空气抽吸到车内，即使不开风机，车辆行驶中仍然有气流吸入到车内，补充车内的新鲜空气。在城里行车遇到拥堵的情形时，车内会充满尾气味，这就是由于使用外循环造成的。

当车窗紧闭时，外循环就会帮上我们的大忙。因为有些情况并不适合开窗换气，比如车辆高速行驶时。此时如果开启空调外循环模式，空调滤芯就可以过滤外界空气，让干净的空气进入车内。

下雨天时，使用外循环模式能有效去除车玻璃上的雾气。

刚买回来的新车也应多使用外循环模式，有助于释放车内的有害气体和去除异味。

需要注意的是，当空调处于制冷状态时，不要长时间使用外循环模式，可以偶尔开一下外循环模式换气，否则空调的制冷效果会受到影响。

还有一些场景，可内、外循环模式交替灵活使用，行车过程中要根据实际情况合理切换内外循环。因此，在用车之前，建议接受专业的培训，做到熟悉和了解，避免因为使用不当造成身心伤害。

4. 墨镜怎么戴，开车才安全

在当今的驾车必备品中，墨镜已逐渐晋升为驾驶员不可或缺的装备之一。特别是在烈日炎炎的夏日，墨镜不仅可以作为抵御强烈

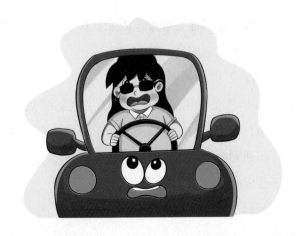

阳光的盾牌，有效减轻紫外线对眼睛的潜在伤害，还悄然提升为驾驶者的时尚配饰。然而，墨镜的佩戴亦需讲究科学与适度，不当的使用方式可能潜藏安全隐患，威胁驾驶安全。

墨镜佩戴时机

（1）直面阳光驾驶时：墨镜以其卓越的滤光性能，显著降低光线刺激，保护双眼免受强光侵扰，从而确保驾驶者能够清晰、准确地判断路况，维护行车安全。特别提醒，在进入隧道等光线骤变的区域前，务必预先摘除墨镜，以避免因光线适应延迟而引发的意外。

（2）雨天驾驶：暴雨天气下，视线受阻成为驾驶难题。此时，墨镜凭借其独特的滤光效果，能够有效削弱雨滴造成的散射光线与地面积水反光，显著提升视野清晰度，使前方车辆与交通标志更加鲜明可辨，助力驾驶者安全穿越雨幕。

（3）雪域行车防护：雪地反射的强烈紫外线可能导致一过性的角膜、结膜损伤，严重时会出现眼睛疼、畏光流泪、异物感，甚至视力下降等症状。墨镜在此刻化身为眼睛卫士，有效阻挡紫外线入侵，保护角膜与结膜免受伤害，确保驾驶者在银装素裹的世界里也能安心驰骋。

墨镜挑选指南

（1）轻量设计，舒适为先：选择镜框轻便、佩戴舒适的墨镜，可避免长时间驾驶带来的面部压迫感与眼部疲劳，确保驾驶过程的安全与愉悦。

（2）色彩适中，平衡视野：墨镜镜片颜色的深浅直接关乎视觉体验与行车安全。眼睛接受光线后需要传输给大脑，才能投射到视网膜上形成我们看到的物像。镜片颜色过深会延迟这个过程，深黑色镜片还会使驾驶员对红、黄颜色难以分辨。而过浅的镜片不利于光线的滤过，达不到理想的防护效果。灰色镜片以其均衡的可见光谱吸收能力，确保色彩还原真实；茶色镜片则擅长阻隔紫外线，尤其适合雾霾天气。因此，灰色与茶色镜片是驾驶员挑选墨镜的优选色彩。

安全驾驶始于细节，一副合适的墨镜无疑是驾驶者不可或缺的装备。让我们从选择一副适合自己的墨镜开始，为每一次出行保驾护航！

5. 开车穿的鞋要兼顾安全和舒适

在驾驶的征途中，每一次踩下油门或刹车的瞬间，都是对安全与舒适的微妙平衡。当我们谈论安全驾驶时，很多人会立刻想到遵守交通规则、保持车距、注意路况等，往往遗忘了脚下那双不起眼

今天该"宠幸"谁？

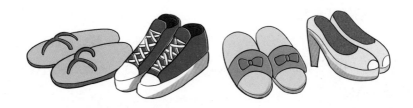

却至关重要的鞋子。一双精心挑选的鞋子，不仅是舒适旅程的必备品，更是行车安全的隐形守护者。

为何选鞋如此重要

驾驶时，我们的双脚需要频繁地换踩刹车、油门和离合器（手动挡车有，自动挡车无）的踏板。如果鞋子选择不当，可能会导致操作失误、反应迟缓，甚至引发交通事故。例如，高跟鞋可能让脚部在踩踏板时无法准确施力，拖鞋则容易滑落导致踩错踏板，而厚重的鞋子则可能影响脚部的灵活性和对踏板的感知。

适合开车的鞋

（1）平底设计：平底鞋是驾驶时的最佳选择。它们能够确保脚部与踏板之间的充分接触，提供良好的感知和反应。无论是运动鞋还是厚度适中的布鞋，只要是平底设计，都能满足驾驶需求。

（2）合适尺码：无论选择什么类型的鞋子，合适的尺码是关键。鞋子应该贴合脚部，以确保在踩踏板时能够准确感知力度和位置。过紧或过松的鞋子都可能影响驾驶的舒适度和安全性。

（3）防滑和稳定：鞋子应该具有良好的防滑性能，以确保在踩踏板时不易滑动或脱落。此外，鞋子的稳定性也很重要，以避免在紧急情况下因鞋子不稳而导致操作失误。

（4）轻便灵活：轻便的鞋子能使脚部更灵活地踩踏板，提高驾驶的准确性和反应速度。避免选择过重或笨重的鞋子，以免影响驾驶的灵活性。

（5）材质和软硬度：软底鞋对离合、刹车、油门的感知更好，力度准确。同时，鞋子的材质应该舒适透气，避免长时间驾驶时脚部出汗或不适。

不适合开车的鞋

（1）高跟鞋：高跟鞋会使脚部在踩踏板时无法准确施力，且容易卡住踏板或导致踩空。

（2）拖鞋：拖鞋与脚部固定不牢，容易滑落导致踩错踏板。

（3）松糕鞋和厚底鞋：这类鞋子鞋底过厚，会影响对刹车和油门的控制准确性。

（4）尖头皮鞋：由于脚趾部分较小，与踏板接触面积有限，会影响对油门和刹车的控制。

（5）高筒靴和雪地靴：这类鞋子过于厚重且可能影响脚部的灵活性。

选择合适的鞋子对于确保驾驶安全至关重要。我们应该在开车前仔细检查自己的鞋子是否符合安全驾驶的要求。如果平时习惯穿高跟鞋或其他不适合开车的鞋子，建议在车内备一双平底鞋，以便在驾驶时更换。

驾驶之路，安全为先。一双合适的鞋子，虽不起眼，却能在关键时刻成为守护你与家人的坚固盾牌。

我们应该将目光投向那些平底、轻便且防滑的鞋子。当然，除了安全性之外，舒适性也是不可忽视的重要因素。想象一下，在漫长的旅途中，如果你的双脚被束缚在紧绷或磨脚的鞋子中，那该是多么煎熬的体验啊！因此，我们还要注重鞋子的材质与透气性。选择那些柔软舒适、透气排汗的鞋面材料，让你的双脚在驾驶过程中也能享受到自由与放松。

6. 车载香薰产品大揭秘

2020 年 10 月份，有位网友发文表示：一直以为晕车是自己身体的问题，直到最近发现这样的情况：车里开空调，有汽油味，立马晕车；车里不开空调，有汽油味或者其他味道，也晕车；车里开空调，没有汽油味，不晕车。网友问，晕车和车里的味道是不是也有关系？一时间引发了热烈的讨论，使"晕车跟车里的味道相关吗"这一词条冲上热榜。

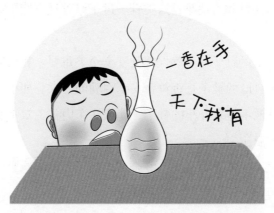

"车里的味道"真会让人晕车吗？答案是肯定的。不过气味本身和晕车无关，但是气味可以通过神经反射和晕车发生关联。

晕车也叫运动病或晕动病，是晕车、晕船、晕机等的总称。是在运动条件下由不一致的感觉印象引起一系列自主神经症状和消化道症状的疾病。晕动病通常表现为冷汗、脸色苍白、恶心和呕吐、厌食、非眩晕性头晕、空间定向障碍等症状。目前市场上存在的防晕药会引起视力模糊、记忆力下降、嗜睡等较为严重的不良反应，对晕车人群的日常工作、生活及外出旅行造成严重干扰。

既然车内气味会影响驾驶者及乘客的舒适感，那么选择一款合适的车载香薰产品，不论对于驾驶者而言，还是乘坐者而言，都至关重要。车载香薰产品不仅能装点您的爱车，适宜的香气还能够安抚烦躁、防止晕动病，甚至提神醒脑、减缓驾车疲劳。

目前市场上车载香薰产品琳琅满目，品种丰富多样。

（1）液体香薰：将香精溶于相应的溶剂，装入容器内自然散香，直接悬挂或放置在车内适当位置使用。

（2）气雾型香薰：将香精与溶剂的混合物填充进含有雾化口的容器内，通过电动或手动喷出的方式扩香。

（3）固体香薰：香精与膏剂混合而成，因其所承载的容器形状多样、样式美观，是目前市面上消费者购买最多的一类香薰产品，通过自由挥发或放置于空调出风口借助风力加速散香。

（4）香薰精油：将纯植物香薰精油滴在扩香木、扩香石上或配合香薰机等产品使用，放置在车内置物架、空调出风口等处使用。

（5）香包、香囊：将中草药和花草直接或研磨成粉后装入香囊使用，直接悬挂在车内即可。

那如何选择车载香薰产品呢？在选择车载香薰产品时，建议首先根据个人喜好进行选择。如柑橘类清新愉悦，木质类温暖舒适，中药类提神醒脑。其次，选择天然、环保、无毒、无害的材料。最后，选择知名品牌保证质量及售后服务。

在中国传统文化中，芳香疗法历史悠久。香类中药将中医养生智慧浓缩其中，药香疗疾以养身、日常熏香以养心，古有"香者，天地之正气也，故能辟恶而杀毒"之说。现在常以苍术、陈皮、乳香、细辛、藿香、白芷、沉香等，组方打粉装入无纺布袋中制成香囊，放置车内，亦是一个很好的选择。

小贴士

（1）购买车载香时应仔细查看材料组成，确保原材料的安全性。

（2）应保持车内适当通风，并定期更换以保证香气质量和效果。

（3）少数对香味过敏者、呼吸道疾病患者、孕妇慎用。

7. 别让车内装饰物分心驾驶

不久前，104国道某新村路段发生一起因车内饰品引发的交通事故。一位女士和两个合伙人朋友从某地开车到另一地。出事前，她和后座的两个朋友聊天，看到后视镜上挂的装饰品歪了，就伸手去调。没想到，方向盘也不小心打偏了，车子的右轮胎掉进了路边的排水沟里。所幸没有造成严重事故，车上三人安然无恙。

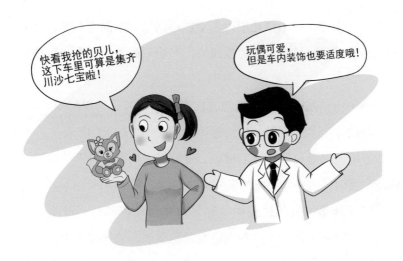

　　车内装饰物一般有哪些呢？一起来看看，你的车里都有吗——后视镜挂饰、手机支架、中控台小摆设、出风口饰品、玩偶、方向盘套、座椅套、地垫……

　　什么是分心驾驶呢？分心驾驶是指驾驶时注意力指向与正常驾驶不相关的活动，从而导致驾驶操作能力下降的一种现象。我们在开车时不经意间的一个视线转移或短暂的思绪纷飞导致注意力不集中，都可能是一次事故的最直接原因。

　　那么，车内哪些地方的装饰物会引发分心驾驶呢？

　　（1）车后视镜架：不要在后视镜架上放置装饰物，尤其是悬挂物，行车时来回摆动容易分散注意力，同时也会影响视线，增加盲区，引致不良后果。

　　（2）车后窗：不要在车后窗贴装饰物尤其是反光或者发光的，倒车时不能从后车窗看清后面情况，导致驾驶者分心或视线受阻，增加驾驶风险。

（3）中控台：不要在中控台上放小摆设，如固定不稳，可能在紧急制动或转弯时产生滑动或碰撞，影响驾驶者的操作和车辆的稳定性。

（4）方向盘套：正确选择方向盘套需要综合考虑材质、尺寸、颜色和设计等多个方面。建议选择内侧摩擦力较大的产品，并确保尺寸适配。应避免选择长毛材质、亚麻等，以减少打滑的风险或者转动不及时，进一步影响驾驶安全。

（5）地垫：驾驶过程中，如果地垫滑动或移位，可能会干扰驾驶员的脚部操作。尤其在提速及紧急制动时易导致严重的安全问题。因此，驾驶位地垫必须选择固定的，一些地垫会配备专用的固定扣或魔术贴，可以直接与车内地板上的预留孔位或相应位置黏合，实现更加稳固的固定效果。

小贴士

爱美之心人皆有之，适当增加车内装饰是没有问题的，但是最好不要盲目增加，以免带来安全隐患。车内装饰应注重实用性、安全性和美观度的平衡。在选择装饰件时，要充分考虑其材质、功能、安全性和对驾驶视线的影响。当然，保持车内整洁和适度的装饰也是提升驾驶体验的重要因素。

8. 车内吸烟危害有多大

"抽根烟提提神"，很多驾车一族都有这个刻板的印象。因为长时间驾车需要保持精神集中，这时候，他们往往会选择随时随地点上一

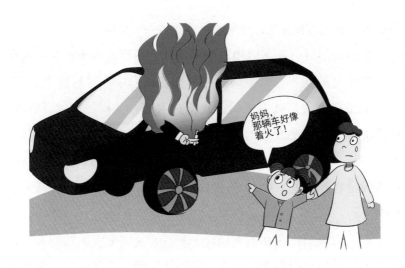

根烟。有时一开门就能闻到一股浓浓的烟味儿，这其中实则蕴含着巨大的危机。

众所周知，烟草正在逐渐侵蚀烟民的健康。据统计，我国烟民人数超过 3.5 亿，被动吸烟人数达 7.4 亿，每年因烟草失去生命的人数高达 100 多万人。烟草燃烧产生的烟雾中含有超过 7 000 种化合物，容易诱发癌症、心血管疾病等。吸烟使得男性和女性的寿命平均减损 13 年和 12 年之多，吸烟量越大，时间越久，危害越大。

如果在车内吸烟，又是在夏季、冬季，需要关上车门、车窗开空调的情况下，车内通风不畅，车内聚集的烟草烟雾浓度更高，相当于时时刻刻在吸烟，毒害倍增。同时，车辆本身会产生一氧化碳等有害气体，烟草烟雾中也含有大量一氧化碳，此时车内的一氧化碳浓度可能会达到正常值 30 倍以上，导致出现头晕、乏力、恶心等症状，影响驾驶安全，严重时可能导致一氧化碳中毒。

车内吸烟后会在车内残留二手烟和三手烟，乘坐车辆的人都会受到反复的伤害。二手烟众所周知，而三手烟容易被人忽视。三手烟是指在香烟被熄灭后，残留在衣服、被褥、地毯、墙壁、桌椅甚至身体和毛发上的烟草残留物，其有毒成分包括氢氰酸、甲苯、砷、铅、一氧化碳、放射性钋，以及能高度致癌的化合物。这些残留物看不见、摸不着，但能够持续存在几天、几周甚至数月之久。

在车内吸烟还存在多重风险：未掐灭的烟头或飘散的火星在高温天气下极易引发车内火灾；而随意将烟头丢弃窗外，则可能点燃路边的易燃物，同样导致火灾。此外，驾驶过程中吸烟也会带来安全隐患，无论是拿取香烟、打火机，点燃香烟，还是单手驾车吸烟，都可能导致司机视线转移和注意力分散，从而增加驾驶风险。

点燃香烟的那一刻，也是在悄然消耗自己与他人的生命。无论何时决定戒烟都为时不晚，就从这一刻起，果断掐灭手中的烟蒂，丢弃口袋里的烟盒，让自己回归健康。

小贴士

相比二手烟，三手烟更难清除，即使开窗通风也无法彻底消除三手烟。因为残留物会重新释放到空气中，简单的清洁措施如洗涤衣物、擦拭家具等可能无法完全去除残留物。因此，需要采取更彻底的清洁措施，如更换家具、地毯等被污染物品。

9. 车内睡觉，当心一氧化碳中毒

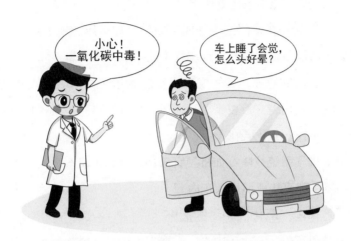

　　随着汽车使用频率的上升，人们在车内休息的情况变得越来越常见。尽管在车内短暂休息看似方便，但潜在的安全风险同样不容小觑！其中，一氧化碳中毒就是不容忽视的问题之一。

　　一氧化碳（CO）是一种无色、无味、无刺激性的气体，其毒性极强。当人体吸入一氧化碳后，会与血红蛋白结合形成碳氧血红蛋白，阻碍血红蛋白与氧气结合，导致组织缺氧，严重时甚至会危及生命。

　　一氧化碳中毒的症状，根据中毒程度的不同而有所差异。轻度中毒时，患者可能会出现头痛、头晕、恶心、乏力等症状；中度中毒时，症状会加重，出现意识模糊、呼吸困难、心率加快等；重度中毒则会导致昏迷、抽搐、心搏骤停，甚至死亡。

　　车内一氧化碳中毒的原因

　　在封闭的车内环境中，如果发动机处于运转状态，尾气中的一氧化碳可能会通过排气系统进入车内，特别是在以下几种情况下，车内一氧化碳浓度容易迅速上升。

（1）车辆停在密闭或半密闭空间中：如车库、地下停车场等，这些场所通风不良，容易导致尾气中的一氧化碳积聚。

（2）长时间怠速运转：发动机在怠速运转时，燃烧效率较低，尾气中的一氧化碳含量较高。若通风不良或车内空调处于内循环模式，容易导致一氧化碳在车内积聚。

（3）排气系统故障：如排气管破损、密封不良等，会导致尾气中的一氧化碳直接泄漏进入车内。

预防车内一氧化碳中毒的措施

为避免车内一氧化碳中毒，采取有效的预防措施至关重要。以下是一些具体建议。

（1）避免在密闭空间内长时间停车怠速：停车时尽量选择空旷、通风良好的地方，避免在车库、地下停车场等密闭空间内长时间停车怠速。

（2）定期检查排气系统：确保排气管、消音器等排气系统部件无破损、无泄漏，保持其正常工作状态。

（3）保持车内通风：在车内睡觉或长时间停留时，尽量打开车窗，确保车内外空气流通。使用空调时，建议使用外循环模式，避免内循环模式下尾气中的一氧化碳积聚在车内。

（4）安装一氧化碳检测仪：在车内安装便携式一氧化碳检测仪，可以实时监测车内一氧化碳浓度，当浓度超标时及时发出警报。

（5）定期维护车辆：确保发动机、排气系统等关键部件处于良好状态，减少尾气中一氧化碳的排放。

如何紧急处理车内一氧化碳中毒

大家有必要了解一氧化碳中毒的症状和急救措施。一氧化碳中毒的早期症状通常是头晕、头痛、恶心等不适，此时应立即停车并打开车窗，尽快离开车辆到空气流通的地方。

如有人出现严重中毒症状，应立即拨打急救电话，并在专业人员到来前采取必要的急救措施。

（1）迅速移离中毒环境：立即将患者移到空气流通的地方，保持呼吸道通畅。

（2）保持安静：避免患者活动过多，以减少氧气消耗。

（3）心肺复苏：如果患者呼吸困难或停止呼吸，立即进行心肺复苏，同时尽快拨打急救电话求助。

（4）吸氧：在条件允许的情况下，尽快给患者吸氧，以增加血液中的氧含量。

二、日常驾车篇

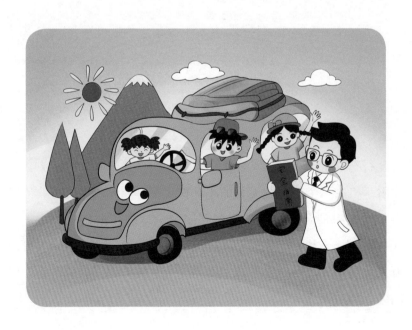

10. 自驾出行安全指南

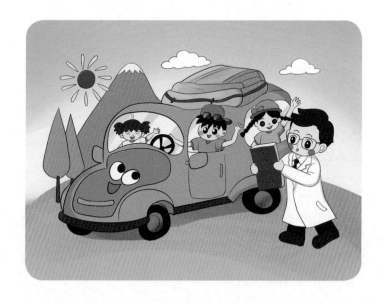

　　2024 年 7 月 29 日，银昆高速白土岗服务区附近，一位驾驶员在驾车过程中觉得口渴。于是单手握方向盘，另一只手去取放在副驾驶位置的水瓶。取水过程中车辆失控，撞到高速路中央护栏，事故造成车辆受损。

　　行车安全无小事！无数次的事故证明，驾车时一次回头、一次看手机或一个与驾驶无关的小动作，都可能导致交通事故！世界卫生组织最新的《2023 年道路安全全球现状报告》显示，自 2010 年以来，道路交通死亡人数每年下降了 5%，降低至每年 119 万人！尽管已有了显著下降，道路交通事故仍是一个紧迫的全球问题。

出行前准备

提前规划好出行路线，了解沿途的路况、天气情况和加油站位置，以便及时应对突发状况。

出发前，"一看二查三启动"，对车辆进行全面检查。包括观察车辆外观和周围环境，检查制动系统、转向系统、轮胎磨损情况、机油状况等。在确认前两项检查都完成后，转动点火钥匙启动发动机。确保车辆各部件正常运转，降低因车辆故障导致的安全风险。

携带必要的应急工具和设备，如灭火器、急救包、备用轮胎、千斤顶等。根据行程和目的地气候特点，准备适当的食物、水、衣物和户外装备。携带洗漱用品、纸巾等个人生活用品。准备一些常用药品，如创可贴、纱布、碘伏、止痛药、消炎药等。

驾车时的注意事项

严格遵守交通信号和交通警察的指挥，确保行车安全。在没有交通信号的道路上，也应当在确保安全、畅通的原则下通行。

同时，避免疲劳驾驶、酒后驾驶等危险行为，途中不使用手机或其他分散注意力的物品，始终保持高度警惕，时刻观察路面情况，合理控制车速，保持安全距离。可根据路况和天气条件选择驾驶模式。① 城市道路：一般情况下，选择正常模式即可满足需求。若遇到交通拥堵，可选择节能模式以降低油耗。② 高速公路：高速行驶时，可选择运动模式以提高加速性能和操控性，若路况良好且无需频繁超车，正常模式也是不错的选择。③ 山区道路：山区道路坡道多、弯道急，建议选择运动模式以提高车辆的操控性和通过性。若路面湿滑或有积雪，应切换到雪地模式以确保行车安全。

若遇到紧急情况或交通事故时，应冷静处理，及时报警并保护现场，亮起危险报警闪光灯（双闪灯），并在车后设置危险警告标识牌。

驾车提醒

新手自驾：建议新手不要租车自驾游，以免因对车辆不熟悉而增加事故风险。如有必要，最好有经验丰富的驾驶者陪同。

夜间与长途驾驶：尽量避免夜间赶路，以减少视线不佳带来的安全隐患。长途驾驶时，应合理安排休息时间，避免疲劳驾驶。

儿童安全：长途驾驶时，儿童应坐在后座，并使用儿童安全座椅。

道路千万条，安全第一条。了解安全知识，掌握出行技能，保障自己和他人的生命安全。

小贴士

高温天气下，车内应避免放置易燃易爆品、含气体的饮料、电子设备及其配件等。尤其容易被忽视的是车载香水！瓶体密闭的车载香水在高温下会发生膨胀，气体无法排出时可能发生爆炸！特别是玻璃材质的香水瓶还可能形成聚焦效应，引发火灾。为了安全起见，应定期检查车内物品，确保没有上述危险物品遗留在车内。同时，尽量将车辆停放在阴凉处或使用遮阳帘等措施降低车内温度。

11. 药驾，"驶"不得

在美国热播电视剧《实习医生格蕾》中有这样一个情节，Alex 因

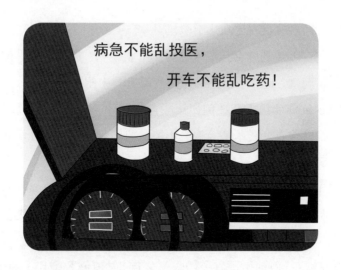

女友 Lzzie 重病而承受巨大压力，开始服用镇静药物来应对情绪上的困扰。一次，他在服用药物后决定开车，中途因无法正常控制车辆，险些发生事故。

"开车不喝酒、喝酒不开车"的观念已经深入人心。然而，你知道吗？还有一种驾车行为也同样危险，却远未受到重视，这就是"药驾"。

何谓"药驾"？有哪些药物会影响安全驾驶

"药驾"指的是驾驶人服用了可能影响安全驾驶的药品后，未遵循医嘱仍然去驾车的行为。有可能导致危险后果，形成危险驾驶。那么，日常生活中有哪些服用后可能会影响安全驾驶的药物呢？

世界卫生组织列出了七类可能影响安全驾驶的药品，有调查发现，在统计范围内的全部交通事故中，服用这七类药物后危险驾驶引发的交通事故数占比高达 10%。

为何这七类药物会与危险驾驶产生联系呢？原因要从具体药物谈起。我们就一起来看看您的用药有没有"中招"。

（1）抗抑郁焦虑药：例如盐酸舍曲林片、盐酸氟西汀胶囊等。该类药物常伴有疲乏嗜睡、视野不清、肌肉震颤、直立性低血压等症状。

（2）镇静催眠药：例如地西泮片、艾司唑仑片等。该类药物即使晚上服用，第二天仍有困倦乏力、站立不稳等"宿醉"状态。

（3）抗组胺药：很多复方制剂的感冒药，如泰诺（酚麻美敏片 / 混悬液）、白加黑（氨酚伪麻美芬片Ⅱ / 氨麻苯美片）的黑片、感冒灵等都含有抗组胺药物成分。需要特别关注的是，该类药物对中枢神经有明显的抑制作用，可引起嗜睡。

（4）解热镇痛药：例如布洛芬、吲哚美辛、普萘洛尔（心得安）、硝酸异山梨酯（消心痛）、硝酸甘油制剂等。该类药物服用后可能出现头痛、头晕、耳鸣、视力模糊、眩晕等。

（5）降血压药：例如硝苯地平、可乐定等。部分患者使用后可引起直立性低血压，出现头痛、眩晕等症状，降低驾驶员的注意力和反应灵敏度。

（6）降血糖药：例如各种胰岛素、瑞格列奈、格列齐特等。如若使用剂量不当，可导致低血糖反应，出现心悸、多汗、虚脱等。

（7）其他含有乙醇（酒精）的药物：常见的藿香正气水、复方甘草合剂等，这些药物含有乙醇（酒精），喝了之后临检时容易被误认成"酒驾"，那就麻烦了。

有哪些好的建议呢

上面七类药物服用后的不良反应，很容易导致危险驾驶，带来不良后果。而生活中，开车当天同时吃药的概率很大，那么，在进入"驾车时代"的今天，我们该如何有效规避风险呢？主要有以下三方面的建议。

首先，一般来说，服药后至少需要 6～8 小时后才能驾车。如无法满足，也需休息一段时间，避开血药浓度峰值。

其次，在就诊时，主动告知医生自己需要开车出行，尽量避开有影响、会导致"药驾"的药物。

最后，服药前一定要阅读药品说明书。如药品说明书的"副作用与禁忌"一项中出现了"可见嗜睡、困倦"或"不得驾驶飞机、车、船"等字样，则一定要遵嘱不在服药期间开车。

小贴士

机动车驾驶人有饮酒、醉酒、服用国家管制精神药品嫌疑的应当接受检测。机动车驾驶证和申领使用规定，对查出吸毒后驾车的驾驶者一律注销驾驶证，并三年内不得申领机动车驾驶执照。如果造成严重后果，可能需要负刑事责任。因此，驾车的朋友们一定要慎之慎之再慎之！

12."酒驾"到底有哪些危害

2006 年，知名影星吴某在北京朝阳区因酒后驾驶被交警拘留。2011 年 5 月 9 日晚，知名人士高某某因为酒驾造成四车追尾，致 4 人

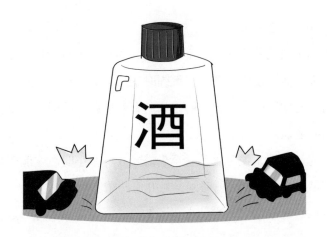

受伤，随后高某某被警方带走，最终以"危险驾驶罪"被判拘役6个月，罚款4 000元人民币。

"司机一滴酒，亲人两行泪。"然而还是有无数的"勇士""前仆后继"地走上"酒驾"这条不归路。酒后驾车存在极大的安全隐患，为了自己和他人的安全，请正确认识风险，千万不要心存侥幸。那么，为什么不能酒后驾车呢？

酒精会麻痹人的知觉

（1）导致视觉障碍：一般人在正常状态下的视野可达到180°，但如果血液中酒精含量超过0.08%，视野会缩小，视像不稳，辨色能力下降，不能发现并正确领会交通信号、标志等，在这种情况下驾车极易产生危险。

（2）触觉能力降低：饮酒后，由于酒精的麻醉作用，人的手、脚触觉能力会大大降低，可能导致驾驶人无法正常控制油门、刹车及方向盘。

（3）判断和操作能力降低：饮酒后，人对声、光等刺激的反应时间延长，本能反射动作的时间也相应延长。感觉器官和运动器官如眼、手、脚之间的配合协调能力下降，无法准确判断距离和速度。

（4）疲劳程度增加：饮酒后，人容易出现困倦、短暂睡眠等情况，此时无异于"闭眼开车"，极易发生交通事故。

酒精会麻痹人的心理

饮酒后，一些人容易出现超乎寻常的"自信"，自认为还能够开车。另外一些人会心存侥幸，认为"不会那么巧就碰上交警"。甚至还有驾驶人认为"就开一小段，没事"，对周围人的劝说常不予理睬。但是，谁也无法预料危险的发生。

酒驾、醉驾危害大，不仅会被依法追究刑事责任、吊销机动车驾驶证、终身禁驾等，更是对自身安全的忽视，也是对他人生命的漠视。酒驾、醉驾会对自身及他人的家庭造成严重的后果！每个人都有可能成为酒驾、醉驾的受害者，请自觉抵制酒驾、醉驾行为，时刻牢记"开车不喝酒，喝酒不开车"！

小贴士

驾驶人血液中的酒精含量 ≥ 20 毫克 /100 毫升、< 80 毫克 /100 毫升的情况下驾驶机动车，属于饮酒驾车；含量 ≥ 80 毫克 /100 毫升的情况下驾驶机动车，属于醉酒驾车。饮酒驾车和醉酒驾车都属于严重的交通违法行为，都会受到法律法规的惩罚。

饮酒后或者醉酒驾驶机动车发生重大交通事故、构成犯罪的，依法追究刑事责任，并由公安机关交通管理部门吊销机动车驾驶证，终身不得重新取得机动车驾驶证。

13. 戒断驾车族的"手机依赖症"

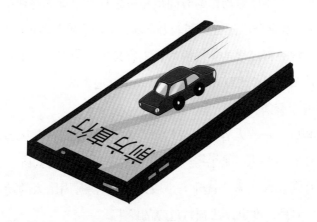

驾车族"手机依赖症"指的是驾驶员在行车时过度使用手机，如通话、发信息、浏览社交媒体或操作导航等，导致注意力分散，事故风险陡增。多项研究证实，驾驶时使用手机的事故风险是正常驾驶的数倍。

摒弃三个错误观念

在现代社会，手机已成为现代生活不可或缺的伴侣，但其在驾驶过程中的不当使用，潜藏着巨大的交通安全隐患。这与以下三个错误观念有关。

（1）"我能一心二用"：我们试着从心理学层面剖析这一观念。人们往往高估了自己的多任务处理能力，即"我能一心二用"。然而，人类大脑在处理复杂任务时，会不断地进行快速切换，这种切换过程会消耗大量的认知资源。驾驶，作为一项需要高度集中注意力和快速反应能力的活动，一旦受到手机信息的干扰，驾驶员的注意力分配将严重失衡，导致对路况的判断和反应能力大幅下降。

（2）"只看一眼无妨"：在高速行驶的状态下，即便是短暂的视线转移，也可能让车辆偏离正常行驶轨迹，进而引发碰撞、追尾等严重交通事故。这种对时间的错误估计，正是对驾驶安全极端不负责任的表现。

（3）"免提通话即安全"：这种误解，我们同样需要澄清。虽然免提通话减少了手持设备带来的物理干扰，但通话本身所引发的思维分散和注意力转移，仍然是影响驾驶安全的重要因素。通话内容可能引发情绪波动，进一步干扰驾驶员的判断和决策能力。

（4）"时刻在线"：这种心态也促使很多驾驶员在驾驶中频繁查看手机，加剧了风险。实际上，许多信息无需即时回复，驾驶员可通过设定勿扰模式、规划行程、使用语音控制及手机支架等方式减少驾驶中的手机操作，保持专注。

有效应对驾驶中的"手机依赖症"

为了有效应对驾驶中的"手机依赖症"，我们需要从多个层面入手。

在个人层面，驾驶员应增强自我约束能力，树立安全驾驶的意识。通过提前规划行程、使用语音控制功能、设置手机支架等方式，减少行车过程中的手机操作。同时，培养专注驾驶的习惯，将驾驶视为一项需要全身心投入的任务，而非可以随意分心的日常活动。

在科技层面，我们可以利用智能手机和其他车载设备提供的辅助功能，如驾驶模式、自动屏蔽通知等，来减少手机对驾驶的干扰。此外，一些专业的驾驶辅助应用程序还能够监测驾驶行为并提供改进建议，帮助驾驶员提升驾驶技能和安全意识。

在社会层面，我们需要倡导安全驾驶文化，通过媒体宣传、家庭教育和社区活动等方式，提高公众对驾驶中手机使用危害的认识。同时，政府和相关机构也应加强监管和执法力度，对驾驶中使用手机等危险行为进行严厉打击和处罚。

总而言之，预防驾驶中的"手机依赖症"是一项长期的任务。它需要我们每个人的共同努力和持续关注。通过科学规划、利用辅助工具、培养良好习惯及倡导安全文化等多种手段的综合运用，我们可以有效降低因手机使用导致的交通事故风险，让驾驶成为一种更加安全、可靠和愉悦的体验。

14. 如何预防驾驶中的"隧道视觉"

在驾驶安全领域，"隧道视觉"现象构成了一个亟待重视的隐患。这一现象描述的是，当驾驶者长时间聚焦于前方道路时，其注意力范围逐渐收窄，对周遭环境的警觉性与响应能力显著降低，

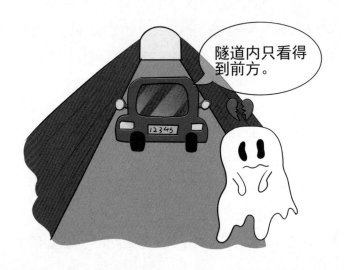

从而无形中提升了交通事故的风险，并可能致使关键交通信息的遗漏。

那么，针对此现象，我们应采取哪些有效措施以预防其发生呢？

首先，要确保驾驶姿态的规范与视线的灵活调整。一个恰当的驾驶姿势，能够有效缓解身体疲劳，促进驾驶时的舒适度与专注度。通过精细调整座椅的各项参数，驾驶者不仅能清晰洞察前方路况，还能便捷地监控仪表盘与两侧后视镜的反馈信息。此外，避免视线长时间固定于前方，适时扫视后视镜，是维持广阔视野、掌握周围动态的关键。

其次，通过定期的眨眼与眼球运动，可以有效缓解眼部疲劳，预防隧道视觉的产生。驾驶过程中，由于精神的高度集中，眨眼次数往往不自觉减少，导致眼睛干涩。因此，有意识地增加眨眼频率，可保持眼部湿润，减轻疲劳感。同时，定期转动眼球，有助于拓宽视觉范围，防止视线过于局限。

再次，合理安排驾驶时间与休息周期，对于预防隧道视觉至关重要。长时间连续驾驶会显著降低驾驶者的注意力与反应速度，增加隧道视觉的风险。因此，遵循交通法规并结合个人体能状况，适时安排停车休息，进行身体活动及眼部放松训练，如远眺、闭目养神等，有助于恢复体力与精神状态。

第四，优化驾驶环境亦能辅助预防隧道视觉。保持车窗清洁，确保视线无碍；调整车内仪表盘与显示屏至适宜亮度，避免光线刺激；夜间行车时，合理设置大灯，避免对其他驾驶者造成干扰。

第五，良好的心态也是预防隧道视觉的重要因素。驾驶时应保持平和心态，避免过度紧张或焦虑，以集中的注意力配合适度的放松，确保驾驶状态的稳定。若感到疲劳或注意力下降，应立即寻找安全地点停车休息，切勿勉强继续驾驶。

最后，对于可能导致管状视野的眼科疾病，如青光眼、视网膜色素变性等，应保持高度警惕。一旦发现视野缩小或有遮挡感，应及时就医检查，以免病情恶化影响驾驶安全。

15. 夜盲症患者可以驾车吗

夜盲症，又称"暗适应不良"，是一种常见的眼科疾病，主要表现为患者在低光照条件下或夜晚的视力显著下降，严重时甚至完

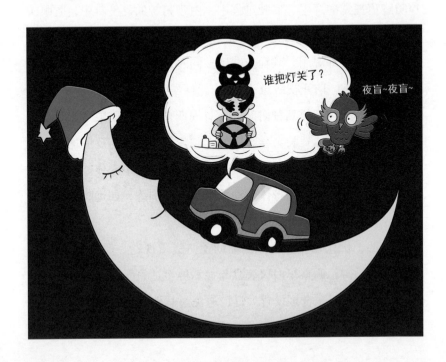

全看不见东西。这种情况通常是由于视网膜上的感光细胞——视杆细胞的功能受损所致。视杆细胞主要负责感知弱光，因此在黑暗环境下，夜盲症患者会感到视力严重受限。

夜盲症主要分为暂时性夜盲、获得性夜盲和先天性夜盲三种类型。暂时性夜盲通常是由于饮食中缺乏维生素 A 或某些消化系统疾病影响了维生素 A 的吸收，导致视杆细胞没有合成视紫红质的原料而导致。获得性夜盲往往是由于视杆细胞营养不良或本身的病变引起。先天性夜盲则是一种遗传性眼病，比如视网膜色素变性，视杆细胞发育不良失去了合成视紫红质的功能。

那么，夜盲症患者可以开车吗？答案是否定的。驾驶汽车需要驾驶员具备良好的视觉能力，以便及时识别道路状况、交通信号以及其他车辆的动态。然而，对于夜盲症患者来说，在低光照条件下的视力下降，使得他们在夜间或光线较暗的环境下视力会严重受损，难以看清楚道路标志、交通信号灯以及其他车辆，这直接影响了驾驶能力，增加了发生交通事故的风险。

此外，夜盲症还可能伴随着其他眼部症状，如眼球运动异常、视野缺损等，这些都可能进一步影响患者的驾驶安全。例如，视野缺损可能导致患者无法及时察觉侧面或后方来的车辆或行人，增加碰撞的风险。

开车不仅仅是个人行为，还涉及公共交通安全。如果夜盲症患者坚持开车上路，不仅对自己的生命安全构成威胁，也可能给其他道路使用者带来不可预测的危险。

对于夜盲症患者来说，应该首先积极寻求治疗，改善自身的视力状况。同时，也要充分认识到自身的病情，遵守交通法规，不要冒险开车。而对于社会大众来说，了解夜盲症与驾驶安全的关系，有助于提高交通安全意识，共同营造安全有序的道路环境。

小贴士

从法律角度来看，我国对于驾驶员的视力有着明确的要求。驾驶人员需要通过严格的体检，包括视力检查，以确保其具备安全驾驶的身体条件。夜盲症作为一种影响视力的病症，通常会导致患者无法通过相关的视力检测。

16. 干眼症：一开车就想闭眼只是因为疲劳吗

在繁忙的工作日中，长时间盯着电脑屏幕后，双眼开始不由自主地泛起干涩与刺痛之感。终于踏上驾车归家的路途时，眼帘间忽而袭来一股难以言喻的疲惫，周遭景致似乎被一层朦胧的薄雾所笼罩。这并非电影中浪漫的滤镜效果，而是干眼症在悄然作祟。

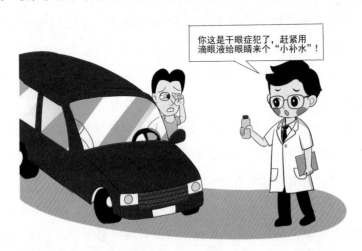

你这是干眼症犯了，赶紧用滴眼液给眼睛来个"小补水"！

干眼症，这一术语虽听起来似乎仅关乎眼部水液不足，实则其背后隐藏着复杂的生理病理机制。简而言之，它是由于眼部泪液分泌不足或质量欠佳，导致眼球表面湿润度下降，进而引发干涩、疲劳乃至疼痛等不适感。现代生活的快节奏，使我们频繁地与电子屏幕为伴，无论是工作、学习还是娱乐，这些设备无形中加剧了眼部的负担，成为干眼症的重要诱因之一。同时，室内环境如空调、暖气等造成的空气干燥，也进一步恶化了干眼症状。

对于驾驶者而言，干眼症更是一个不容忽视的安全隐患。眼睛干涩、刺痛会让人忍不住想揉眼睛，不仅分散了驾驶者的注意力，还可能影响其视线清晰度，从而增加行车风险。因此，如何在驾驶过程中有效缓解干眼症状，确保行车安全，成了我们亟须关注的问题。

不过别担心，我们特别整理了以下一系列实用锦囊，让干眼症患者也能安全开车。

（1）眼部保湿：出发前，不妨使用人工泪液或润眼液为双眼进行"补水"，以维持眼球表面的湿润度。

（2）护眼装备：佩戴合适的墨镜，既能抵御紫外线的侵害，又能减少风对眼睛的刺激，为双眼增添一层保护屏障。

（3）定时休息：驾驶途中，应定期停车休息，让眼睛得以放松。通过远眺、闭眼或进行简单的眼部运动，缓解眼部疲劳。

（4）调节车内环境：保持车内空气湿润，可借助小型加湿器实现。同时，注意调整车内温度，避免过冷或过热加剧干眼症状。

（5）均衡饮食：多摄入富含维生素 A 和 ω-3 脂肪酸的食物，如胡萝卜、鱼油等，这些食物对眼睛健康大有裨益，有助于改善干眼症状。

此外，通过调整屏幕设置、保证充足睡眠以及定期进行眼部检查等日常生活中的小改变，也能有效预防和缓解干眼症。

若干眼症状持续严重，已对日常生活、工作效率乃至驾驶安全构成威胁，建议及时就医。眼科专家将为您进行详尽检查，明确干眼症的病因，并量身定制个性化的治疗方案。

17. 甲亢患者驾车出行注意事项

甲状腺功能亢进症，简称甲亢，是一种由于甲状腺激素分泌和／或释放过多导致的，以高代谢症状及交感神经活性增强为表现的甲状腺自身免疫性疾病。鉴于这一病理生理过程对个体身心功能的广泛影响，甲亢患者在驾驶活动中需采取一系列科学、周密的预防措施，以确保道路安全。

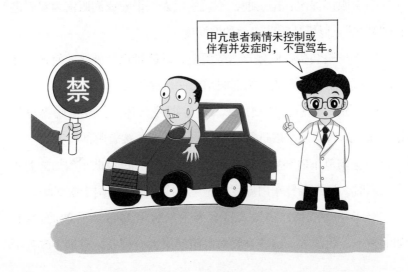

甲亢通过干扰心脏功能、肌肉力量、精神状态及视觉系统等多维度影响驾驶能力。具体而言，心悸、手颤、多汗等症状，可能削弱驾驶者对车辆控制的精准度；焦虑、易怒、注意力分散等精神症状，则降低其在复杂交通环境中的判断与反应速度。

尤为值得关注的是，促甲状腺素受体抗体（TRAb）阳性的亚洲男性甲亢患者易发周期性瘫痪，此突发状况在驾驶中可能导致灾难性后果。因此，在甲状腺功能未达稳定状态或伴有并发症时，驾驶行为应严格限制。

定期复查，科学管理病情

定期接受甲状腺功能、血常规及肝功能等医学检查，是甲亢患者稳定病情、评估驾驶适宜性的关键。依据医生的专业建议，及时调整治疗方案，确保病情得到有效控制，是安全驾驶的前提。

规范用药，遵循医疗指导

严格遵守医嘱，按时按量服用抗甲亢药物，不要自行增减药量或停药，是控制病情的核心措施。同时，患者需警惕药物副作用，如白细胞减少、肝功能异常等，一旦发现异常，应立即就医调整治疗方案。

同行知情，应急有备

对于病情稳定的甲亢患者，建议驾驶时结伴而行，并提前告知同行者自身病情，以便在紧急情况下获得及时援助。

充足休息，避免疲劳驾驶

鉴于甲亢患者易疲劳的特点，驾驶前应确保充足睡眠，避免长时间连续驾驶。适时停车休息，保持体力与精力，是安全驾驶的重要保障。

情绪管理，冷静驾驶

甲亢患者需学会情绪调节，保持冷静、平和的心态驾驶。面对情绪波动时，可通过深呼吸、放松训练等方法自我调整，避免因情绪失控影响驾驶安全。

合理饮食，补充水分

遵循禁碘饮食原则，避免食用含碘丰富的食物，如加碘盐、海带、紫菜等，同时注重水分补充，以防脱水影响身体功能。

监测身体状况，及时应对异常

驾驶过程中，甲亢患者应密切关注自身身体状况。一旦发现心悸、手颤加重、视力模糊、头晕等不适症状，应立即停车并寻求帮助，以防不测。

甲亢患者在享受驾驶乐趣的同时，需将安全放在首位。通过科学管理病情、规范用药、合理安排休息与饮食、保持良好心态及密切关注身体状况等措施，可显著降低驾驶风险，确保自身及他人的生命安全。同时，家人与社会的理解与支持也是甲亢患者安全驾驶不可或缺的力量。

小贴士

TRAb 全称为促甲状腺素受体抗体。它在自身免疫性甲状腺疾病的诊断和病情评估中具有重要意义。比如在 Graves 病（格雷夫斯病，又称毒性弥漫性甲状腺肿）患者中，TRAb 水平通常会升高。检测 TRAb 有助于诊断 Graves 病、判断疾病的活动程度、预测复发以及评估治疗效果等。

18. 糖尿病患者驾车出行注意事项

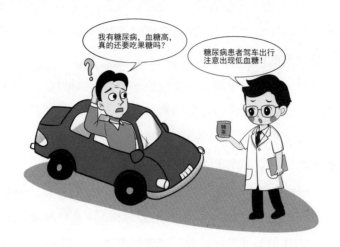

　　2023 年 2 月 14 日上午，四川省某市一路段发生了一起因驾驶员健康因素导致的交通事故。该事件中，驾驶员李某因低血糖发作，导致车辆失控，引发一系列连环碰撞，最终造成四车受损。此案例凸显了糖尿病患者在驾驶过程中面临的特殊风险，强调了健康管理与安全驾驶的重要性。

　　糖尿病患者作为驾驶员群体的一部分，其驾驶安全不仅关乎个人健康，更直接关联到公共道路安全。因此，糖尿病患者驾车时需采取一系列科学、合理的预防措施，以确保驾驶过程中的血糖稳定与安全。

　　（1）血糖稳定管理：糖尿病患者应严格遵循医嘱，定时、定量运用降糖药物，并保持规律的饮食习惯。这是维持血糖平稳的基石，对于减少因血糖剧烈波动，尤其是低血糖导致的驾驶风险至关重要。

（2）行程规划与休息安排：长途驾驶前，患者应细致规划行程，设定合理的休息站点，确保能够按时进餐和服药。避免疲劳驾驶，保持良好的精神状态和体力状态。

（3）血糖监测与应急准备：车内应配备指末血糖仪，便于随时监测血糖水平。同时，准备适量的高糖食品（如糖果、巧克力）和低糖加餐（如无糖酸奶、水果），以应对低血糖突发情况。一旦发现低血糖症状，应立即停车并采取相应措施。

（4）糖尿病急救卡：随身携带一张详细记录个人信息、病情及紧急联系方式的"糖尿病急救卡"，以便在紧急情况下获得及时救助。

（5）定期体检与并发症监控：糖尿病患者应定期进行全面的身体检查，特别关注可能影响驾驶安全的糖尿病并发症。如视网膜病变易导致视力下降；心血管疾病易诱发心悸、胸闷、胸痛，甚至诱发急性心梗、心源性猝死；神经病变易导致手脚麻木、反应迟钝等症状。一旦发现应及时治疗，避免增加驾驶风险。

综上所述，糖尿病患者驾车时需高度重视血糖管理与身体状况监测，血糖波动较大或伴有并发症的糖尿病患者避免单独驾车出行。病情平稳者也建议结伴出行，同行人员应熟悉低血糖的症状及紧急处置流程。科学有效的预防措施，才能在享受驾驶乐趣的同时，以保障自己与他人的安全。

小贴士

低血糖的临床表现多样，其严重程度与血糖水平及下降速度密切相关。非糖尿病患者血糖 < 2.8 毫摩/升，而接受药物治疗的糖尿病

患者血糖＜3.9 毫摩／升时，即应视为低血糖。可表现为交感神经兴奋（如心悸、焦虑、出汗、头晕、手抖、饥饿感等）和中枢神经症状（如神志改变、认知障碍、抽搐和昏迷）。

19. 解开驾车通勤与发胖之惑

李先生是一名驾车通勤族，年复一年的久坐加上中年发福以后饮食还不节制，40 岁的他已经有 110 千克的体重，开车时肚皮已经可以顶到方向盘。此外，李先生白天还非常容易犯困，甚至有一次在驾车时打瞌睡，一头撞在了道路护栏上。到医院检查才发现，李先生患有重度的阻塞性睡眠呼吸暂停（OSA），而肥胖就是导致 OSA 最主要的危险因素。

在快节奏的现代生活中，驾车通勤已然成为许多人的日常出行方式。然而，在这份便利的背后，却隐藏着一个不容忽视的健康隐

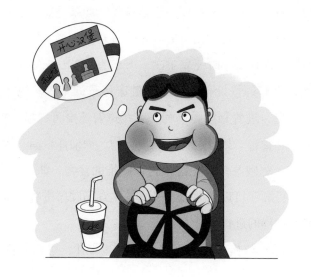

患——发胖。

相比起步行或骑行，驾车在减少通勤时间的同时，也减少了身体活动的时间，从而减少了能量的消耗。同时，驾车通勤还可能影响人们的饮食习惯，特别是一些需要长途开车的司机师傅，进餐时间不固定，且往往会选择油盐较重的快餐等草草解决。开车途中又会经常进食一些零食和饮料等，长期下来，很容易导致体重增加。

当然，驾车通勤并不是导致发胖的唯一原因。个人生活习惯、饮食习惯、遗传等因素也会对体重产生影响。但不可否认的是，驾车通勤确实增加了人们发胖的风险。为了应对驾车通勤对体重的影响，我们可以采取一些措施来降低这种风险。

首先，养成规律的运动习惯，也是控制体重的好方法。推荐每周 150 ～ 300 分钟中等强度的有氧运动，每周 5 ～ 7 天，至少隔天运动 1 次，如快走、慢跑、广场舞、骑自行车、游泳、椭圆机和踏步机运动等；抗阻运动每周 2 ～ 3 天，隔天 1 次，每次 10 ～ 20 分钟，如弹力带、杠铃、哑铃或固定器械等。如果是短途通勤，我们可以选择步行或骑行这类出行方式来代替驾车进行，如果是需要长途驾车通勤，建议每小时停靠 1 次，下车活动 3 ～ 5 分钟。

其次，良好的饮食行为是维持健康体重的基础。规律进餐时间，定时定量，进餐宜细嚼慢咽，减缓进餐速度可以增加饱腹感，有利于减少总食量。尽量避免高能量食物，如油炸食品、含糖烘焙糕点、糖果、肥肉等。多吃富含膳食纤维的食物，如全谷类食物、蔬菜等。进餐顺序可以按照蔬菜-肉类-主食的顺序进餐，也有助于减少高能量食物的进食量。

另外，经常熬夜、睡眠不足、作息无规律，可引起内分泌紊乱，脂肪代谢异常，增加肥胖风险，导致"过劳肥"。开长途车时，切记合理安排休息时间，保证每日 7 小时左右的睡眠时间，建议在夜里 23 点之前上床睡觉。

总之，驾车通勤与发胖之间的关系是一个值得我们关注的问题。为了保持健康的体重和身体状况，我们需要关注自己的生活习惯和饮食习惯，并采取积极的措施来减少驾车通勤对体重的影响。

小贴士

体质指数（BMI）和腰围（WC）是常用的判断超重和肥胖程度的指标。我国成年人如果 BMI ≥ 24.0 即为超重，BMI ≥ 28.0 即为肥胖。〔注：BMI= 体重（千克）/ 身高（米）的平方〕。同时，如果成年男性 WC ≥ 90 厘米，成年女性 WC ≥ 85 厘米，则属于腹型肥胖。

20. 哪几类心脏病患者不适合开车

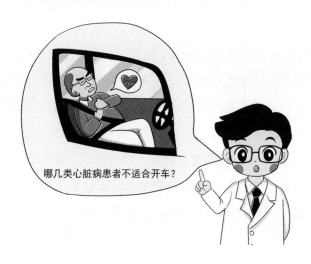

哪几类心脏病患者不适合开车？

随着公众健康意识增强和医学知识普及，越来越多的心血管疾病患者开始意识到自身状况对驾驶安全的潜在影响，纷纷主动采取措施防范风险。许多国家和地区制定了相关法规，要求心脏病患者在申请或续领驾驶证时需提供医学证明，证明其健康状况适合驾驶，这有助于筛选出不适宜驾驶的高风险人群。

以下几类心血管疾病的患者不宜驾车。

（1）部分冠心病：如急性冠状动脉综合征、心肌梗死后、稳定型心绞痛和接受过冠状动脉搭桥术手术的人群，无论是否接受过介入治疗，都需要在急性发作后至少48小时才可恢复驾驶。若是驾驶卡车、大客车、公交车等的职业司机，则应等待更长时间，最长可达3个月。尤其是呈反复心绞痛发作的患者更不宜驾驶。

（2）心脏瓣膜疾病：心脏瓣膜疾病多为高龄患者，常伴有心律失常、心力衰竭，应请专科医生全面评估。如心功能Ⅲ级（NYHA分级）以上的心脏瓣膜病患者要慎重驾驶。

（3）心衰、心脏移植和植入左心室辅助装置：心衰是由于基础心脏病或其他严重疾病导致的临床综合征，会影响行车安全。加拿大心血管学会发布《驾驶健康指南》强调，植入左心室辅助装置的患者应至少2个月后才能开始驾车。

（4）遗传性心律失常综合征和心肌病：遗传性心脏病是年轻人发生心源性猝死的常见原因，也与晕厥风险相关。如布鲁加达综合征（Brugada syndrome）或这类患者猝死后幸存者，不建议驾车。

（5）患者装了植入型心律转复除颤器（ICD），若驾车时突发恶性心律失常，在发病时和除颤时的这段时间很可能发生交通意外风险。

（6）有晕厥史者：有反复的血管迷走性晕厥及不明原因的晕厥，或肺栓塞导致的晕厥者，均不建议驾车。

（7）未正规治疗的先天性心脏病或接受心脏移植以及处于不稳定期的患者等，都应进行专科评估。如发生突发意外风险较大，均不建议驾驶。

小贴士

除了上述特定情况外，所有心脏病患者在考虑驾驶前，都应该咨询专科医生，进行全面评估。医生会根据患者的具体病情、治疗效果及身体状况，给出是否适合驾驶的建议。

21. 脑卒中康复后可以开车吗

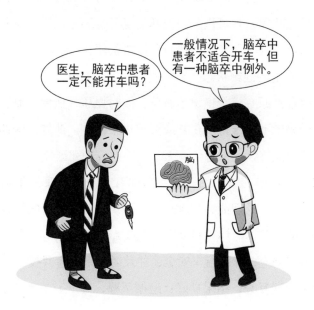

驾车，作为现代社会中一种高效便捷的出行方式，实则蕴含了对个体注意力高度集中与身体精细协调能力的严苛要求。然而，脑卒中这一突如其来的脑血管急症，以其迅猛之势威胁着驾车者的平衡与安全，对道路交通构成了潜在风险。

脑卒中，俗称中风，由于脑血管破裂或闭塞导致的脑血流中断，进而引发脑组织损伤。此病症不仅严重损害患者的大脑功能，包括反应速度、决策能力及身体协调性，更使驾驶行为转变为潜在的危险源：既危及个人生命安全，也对同路行人的安全构成不负责任的威胁。因此，从安全角度出发，脑卒中患者在康复期间通常被严格限制参与驾驶活动。

值得注意的是，短暂性脑缺血发作（TIA）作为脑卒中的预警信号，症状通常持续时间较短，一般在几分钟到几小时内就能恢复正常。虽症状短暂且可恢复，但其高复发性不容忽视。对此类患者而言，重返驾驶席需满足一系列严苛的条件。

（1）稳定的健康状态：经规范治疗后，需确保至少3个月内无新症状出现且原有症状稳定不恶化，同时血压、血糖、血脂等生理指标在药物辅助下维持于正常或接近正常范围。此外，脑部影像学检查需证实血管状况未恶化，无新增缺血或梗死区域。

（2）有合格的陪同驾驶人：陪同者需身心健康，年满法定年龄，并具备应急处理能力与医疗基础知识，熟悉患者病情及急救技能。如心肺复苏术、体外自动除颤器（AED）使用等，以便在紧急情况下迅速响应，保障行车安全，并及时联系医疗救援。

（3）定期复查，结果良好：遵循医嘱，每1～3个月定期进行全面的健康检查。包括血液检测、血压监测、血管超声及磁共振成像等，以多维度评估脑部血液循环、认知功能及身体协调性，确保驾驶能力未受疾病影响。

（4）专业的驾驶培训与适应性训练：上路前建议在模拟驾驶环境中接受专业培训，提升应对突发状况的能力，确保驾驶技能达到普通驾驶者水平后方可上路。

（5）完备的应急准备：车内应配备必要的急救药品、监测设备及个人医疗信息卡，确保在紧急情况下能自行或目击者能够迅速采取自救措施并通知救援人员。

此外，保持健康的生活方式与积极的心态同样重要。包括均衡饮食、规律运动、戒烟限酒及情绪管理，以预防病情复发，守护道路安全，让每一次出行都成为安全、愉悦的旅程！

小贴士

《机动车驾驶证申领和使用规定》指出，有包括但不限于器质性心脏病、癫痫病、梅尼埃病、眩晕症、癔病、震颤麻痹、精神病、痴呆以及影响肢体活动的神经系统疾病等妨碍安全驾驶的，不得申请机动车驾驶证。隐瞒病情申领驾驶证或带病驾驶，不仅是对个人与他人的极端不负责，更可能触犯法律，承担严重的法律后果。

22. 做无痛胃肠镜检查：24 小时内不宜驾车

张先生于周六在医院接受了无痛胃肠镜检查，清醒后起床走了几步，觉得没问题，就打算自己开车回家。麻醉科医生得知后立刻严肃

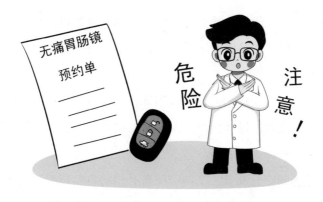

地告诉他："你今天绝对不能开车，一是静脉麻醉后开车违法，等同于'酒驾'；二是麻醉学指南建议行无痛胃肠镜检查后 24 小时内都不宜从事定向力较强的活动，如驾车、签署文件、登高等。"

根据《中华人民共和国道路交通安全法》第 22 条规定，服用国家管制的精神药品或者麻醉药品，或者患有妨碍安全驾驶机动车的疾病，或者过度疲劳影响安全驾驶的，不得驾驶机动车。《中国消化内镜诊疗镇静/麻醉的专家共识》中的注意事项显示，患者须由亲友陪同离院，当日不可从事驾驶、高空作业等。

因此，做无痛胃肠镜检查用了静脉麻醉药后 24 小时内开车的，属于违法违规行为。

无痛胃肠镜检查，是在静脉全身麻醉下做的一种消化道内窥镜检查。当前使用的麻醉药物一般为短效药物，如丙泊酚、纳布啡、瑞马唑仑等。这些麻醉药物的半衰期不尽相同，而且不同患者对麻醉药的敏感程度不同，麻醉药物的代谢也可能存在个体差异。因此，虽然检查结束，患者很快从麻醉中苏醒过来，看上去很清醒，但是一段时间内，由于药物的神经系统后遗效应，患者的大脑判断力和应急能力可能仍会受一定影响。比如可能有困倦、头晕、步态不稳等，也就是身体反应能力不能够立即恢复到以前的水平。此时，如果驾驶机动车，有可能会出现大脑反应不及时，或发生操作失误，导致各种意外事故的发生。

所以麻醉科医生都是建议患者静脉麻醉下做完无痛胃肠镜检查24小时后再驾驶机动车辆。这样对自己，对他人，对社会都是负责任的表现。

23. 驾车易疲劳：身体缺少哪些营养素

作为司机，长时间驾驶不仅需要高超的驾驶技术，更需要健康的体魄和充沛的精力。然而，许多司机在忙碌的工作中往往忽视了

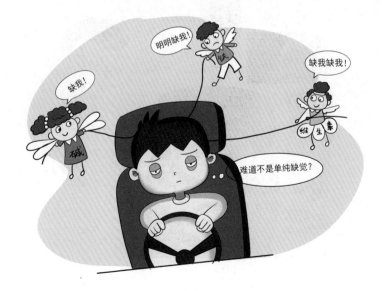

自身的健康，导致出现疲劳驾驶的情况。司机疲劳除睡眠不足外，还往往与缺铁、缺维生素有关。

缺铁与疲劳驾驶

铁是构成血红蛋白的重要元素，而血红蛋白则是血液中负责运输氧气的关键物质。

司机如果缺铁，血红蛋白的合成就会受到影响，导致身体各部位得不到充足的氧气供应。这不仅会降低司机的反应速度和判断力，还会使司机更容易感到疲劳和困倦，从而增加疲劳驾驶的风险。

动物血、奶类、蛋类、菠菜、肉类等，都是铁含量非常丰富的食物，这些食物能帮助司机维持充沛的精力。瓜子、榛子、芝麻等坚果类富含铁，对健康也很有好处。

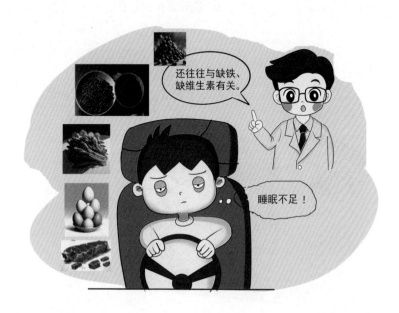

缺维生素与疲劳驾驶

维生素是人体必需的营养素之一，它们在人体内发挥着多种重要的生理功能。驾车人员如果缺乏维生素，就会影响到身体的正常代谢和生理功能，导致出现各种疲劳症状。例如，缺乏 B 族维生素会导致神经系统功能紊乱，使司机出现神经衰弱、记忆力减退等症状；缺乏维生素 C 则会影响体内胶原蛋白的合成和免疫系统的正常功能，使司机更容易感到疲劳和乏力。

含维生素 B_1 丰富的食物有动物内脏、肉类、蘑菇、酵母、蒜苗等。维生素 B_2 缺乏或者不足，肌肉运动无力，耐力下降，也容易产生疲劳。富含维生素 B_2 的食物有动物内脏、河蟹、蛋类、牛奶、大豆等。

24. "驾车八段锦" 能缓解驾车疲劳

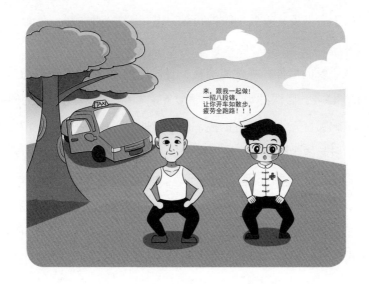

道路千万条，安全第一条。切勿疲劳开车，不然害人又害己！开车过程需要精神和注意力高度集中，还需反应灵敏，任何一方面出现问题都会导致危险驾驶，极有可能产生严重后果。驾友们不妨试试"驾车八段锦"，通过几个动作就可以有效缓解开车疲劳哦！

第一式：左右绕颈缓困倦

头一边向右转一边吸气，同时将头向前低，下巴尽量往自己的胸前靠近，同时呼气；然后一边向左转一边吸气，左右各重复5次。可以缓解颈椎压力，同时放松颈肩上背部的肌肉，还可使颈椎内椎动脉向脑部供血、供氧量增加，防止因为缺氧而引起的头晕、困倦等。

第二式：环抱展肩防疲劳

背部挺直，双手环抱住自己手臂的肘关节，将双臂轻轻抬起放在脑后，低头，眼睛向下看，同时做5次深呼吸，再恢复到原来的姿势，动作重复5次。可以伸展肩及脊柱各关节，纠正长时间坐在车里的不良坐姿，有效预防椎间盘突出。

第三式：昂首挺胸调呼吸

双手臂向后伸，抓住座椅背，身体尽量向前挺胸，头向上仰与地面呈45°，做深呼吸，动作重复5次。可以使肩关节充分伸展，同时将胸廓打开，身姿更挺拔，使呼吸通畅，能有效预防因为长时间开车引起的含胸驼背、腰背酸痛。

第四式：交替压腕增气力

双侧上肢向上伸直、两手手指垂直交叉，右手背前伸，左手轻轻下压，拉伸右侧小臂和手腕，双手交替进行，重复5次。有助于伸展手指、手腕关节，防止长时间手指屈曲抓握方向盘而引起的僵硬。

第五式：牵伸转腰松肌肉

身体坐直，两边肩膀下沉，转动腰部同时带动身体向左转，将右手搭在转向盘上，左手往后伸放在靠背上，反方向重复动作，左右重复 5 次。可以活动腰椎及腰部肌肉和韧带，防止因躯干长时间保持一种姿势导致身体僵硬。

第六式：屈膝提踝消水肿

双手抱右腿屈膝提起，右脚尖尽量向上提，坚持 5 秒；右脚尖向下踩，坚持 5 秒，左右交替进行，各重复 5 次。可以活动踝关节，防止因长久踩油门、离合器造成的肌肉韧带劳损，以及消除下肢酸胀、水肿。

第七式：放松闭目养精神

选择舒适、全身放松的姿势，轻闭眼睛，思想放空或可思考除开车外的任意情景，持续 5 ～ 10 分钟。这样可以有效缓解高度紧张的精神，恢复精力。

第八式：定时离车畅心境

持续开车时间 > 2 小时者，需开窗或到车外休息 20 分钟左右。同时，活动四肢，舒展一下身体的关节肌肉，让身体和心情放松下来。这样可以缓解身心的疲劳，放松高度专注的视觉、听觉注意力，有效避免身体因为长时间保持一个动作而变得僵硬、反应迟钝。

25. 路怒症：六招快速缓解

电影《荒蛮故事》中，小汽车车主和驾车农民因相互赶超以及其他行为导致矛盾步步升级，两人逐渐丧失理智，相互伤害，愈演愈烈。

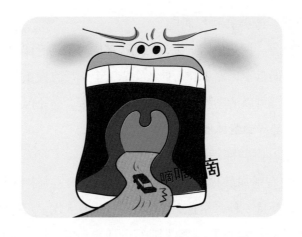

直到杀心大起，却因被困车内而同归于尽。命运因愤怒情绪被一个擦肩而过的陌生人而改变，这就是路怒症的后果！

路怒症是一种在驾驶过程中因交通压力、挫折或其他驾驶者行为而引发的愤怒情绪。他们可能不顾交通规则，强行超速、强行变道、闯红灯等危险驾驶行为，容易引发碰撞、追尾或其他类型的事故。为了快速缓解路怒症，可以尝试以下几个方法。

（1）深呼吸与放松：当感到愤怒或紧张时，立即进行深呼吸。有规律的深呼吸可以帮助恢复正常呼吸节奏和心率，减少身心上的压力。尝试放松身体，特别是颈部、肩膀和手臂等容易紧张的部位。放松身体有助于放松情绪，减少愤怒感。

（2）转移注意力：将注意力从引发愤怒的事情上转移开。可以听音乐、听有声书或广播，选择那些能够放松心情和情绪的内容。也可以尝试与同行者聊天，聊些轻松愉快的话题，分散对驾驶过程中不愉快事件的注意力。

（3）保持冷静与理性：提醒自己保持冷静和理性，不要被愤怒情绪所控制。告诉自己愤怒并不能解决问题，反而可能使情况变得更糟。避免与其他驾驶者发生争执或挑衅行为，保持冷静和礼貌的驾驶态度。

（4）规划行程与预留时间：提前规划好行程，了解路况和交通状况，预留足够的时间以应对可能的交通拥堵或其他意外情况。这样可以减少因赶时间而产生的压力和焦虑情绪，从而降低路怒症的发生风险。

（5）寻求支持与治疗：如果路怒症症状严重且持续存在，建议寻求专业支持和治疗。可以咨询心理医生或专业治疗师进行心理疏导和药物治疗，以缓解路怒症的症状并改善驾驶行为。

（6）培养积极心态：尝试从积极的角度看待驾驶过程中的挑战和困难。将交通拥堵视为放松和休息的机会，利用这段时间进行冥想或放松训练，使驾驶过程更加愉快和轻松。

总之，对于驾驶者来说，了解路怒症的危害和原因，采取有效的预防和缓解措施，如保持冷静、遵守交通规则、学会自我调节等，是维护自身和他人安全的重要措施。

小贴士

从医学角度来看，并非所有表现出路怒症症状的人都患有心理疾病，因为有些人可能只是偶尔出现这种行为。但长期或频繁出现路怒症症状的人，可能在某些情况下成为反应性精神障碍或阵发性暴怒障碍等心理疾病的表现。如果发现自己或他人频繁出现路怒症症状，建议及时寻求专业帮助进行评估和治疗。

26. 长途驾驶如何避免憋尿困扰

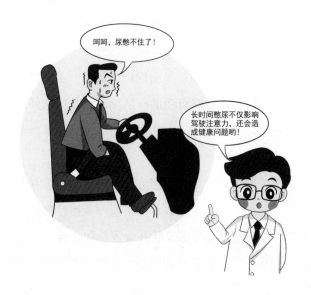

在一次长途旅行中，王先生因赶时间而未中途停车休息。由于长时间憋尿，导致注意力分散，最终在驾驶过程中因失控而发生了交通事故，所幸没有生命危险。事后，医生指出，长时间憋尿不仅会影响驾驶注意力，还可能引发一系列健康问题。

很多司机朋友们可能不知道，憋尿和疲劳驾驶、酒驾一样，也会导致严重的安全隐患，还可能引发一系列健康问题。

憋尿对健康的影响

（1）膀胱压力增加：长时间憋尿会导致膀胱内压力增加，膀胱壁受损，严重时甚至可能导致膀胱破裂。

（2）尿路感染风险：憋尿使得尿液长时间滞留在膀胱内，增加细菌繁殖的机会，从而提高尿路感染的风险。特别是女性，由于尿道较短，更容易受到影响。

（3）肾脏损害：长期憋尿会增加肾脏负担，可能引发肾积水、肾盂肾炎等疾病，影响肾功能。

（4）血压波动：憋尿会引起交感神经兴奋，导致血压升高，特别是对于有高血压或心血管疾病的患者，憋尿带来的风险更大。

（5）容易形成结石：经常憋尿也会增加结石的风险，特别是尿酸高的患者，结晶更容易转变为结石。

如何避免长途驾驶中的憋尿困扰

（1）规划路线，定期休息：在长途驾驶前，提前规划好路线，并设定固定的休息点。每隔 2 小时左右，下车休息 1 次，解决生理需求。同时放松身体，保持清醒和良好的驾驶状态。

（2）合理控制饮水量：驾驶前 2 小时内避免大量饮水，减少咖啡、茶等利尿饮品的摄入，以防频繁产生尿意。但也不应完全限制饮水，以免引起脱水等健康问题。

（3）提前了解服务区位置：在高速公路上行驶时，通过导航系统提前了解服务区的位置和间距。当感到尿意时，尽量在最近的服务区停车，避免长时间憋尿。

（4）穿着舒适的衣物：长途驾驶时，选择宽松、透气的衣物，减轻腹部压力，减少尿意。避免穿着紧身裤或腰带过紧的衣物，以免增加膀胱压力。

（5）养成良好生活习惯：平时养成良好的排尿习惯，避免憋尿，有助于身体健康。饮食上多摄入富含纤维的食物，保持大便通畅，也能减轻膀胱压力。

（6）及时就医：如果在长途驾驶后仍感觉尿意频繁或有其他不适，应及时就医，排除尿路感染或其他泌尿系统疾病的可能。

小贴士

平时没事的时候，可以进行盆底肌训练，有助于加强膀胱控制能力，减少尿意突然发生的次数。通过盆底肌训练，可以提高尿液憋停的能力，也有助于控制尿意。

三、职业驾车篇

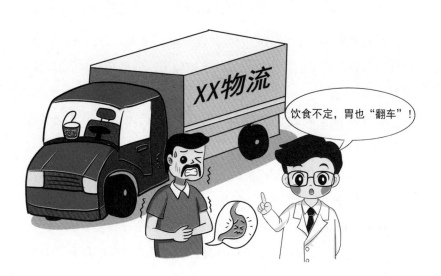

27. 长期驾车，当心变成"阴阳脸"

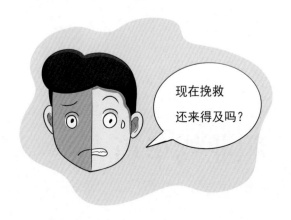

现在挽救还来得及吗？

据国外报刊报道，一位69岁的美国汽车司机，开了近30年的车。因为长期驾驶汽车，他的左半边脸长期暴露在阳光下，被紫外线损伤导致皮肤的弹性变差、变粗糙，而右边则光滑很多，出现所谓的"阴阳脸"，让人惊奇！

大家都知道，日常防晒的重要性越来越深入人心。每到夏季，户外活动时，女士们都早早做好防晒措施了，但是开车时的有效防晒常常被忽略。

日光中的紫外线主要分为长波紫外线（UVA）、中波紫外线（UVB）和短波紫外线（UVC）。UVC被臭氧层吸收反射，不进入大气层，所以日常阳光中紫外线主要是UVA和UVB。UVB能量高，会导致皮肤晒黑、晒伤。UVA穿透能力强，主要导致色斑形成、皮肤粗糙、加速皱纹形成和皮肤老化，甚至导致皮肤癌。

汽车前挡风玻璃经过特殊处理，可以阻挡UVB和大部分的

UVA。但长时间在车内，特别是当车窗开启或者驾驶室顶部没有有效的遮阳措施时，紫外线会对驾驶员的面部、手臂等暴露部位造成伤害。经常被阳光照射的侧脸色素沉着增加，更易产生雀斑、黄褐斑等，皮肤粗糙、皱纹增多，严重时就会形成"阴阳脸"。

为了避免以上情况，驾驶员可以采取以下防晒措施。

（1）使用防晒剂：防晒剂有 SPF 和 PA 两个指标，SPF 为日光防护系数，主要防护 UVB 诱发的皮肤红斑程度；PA 为 UVA 防护等级，主要防护皮肤黑化，防护皮肤光老化。建议夏季选用 SPF > 30、PA 为 +++ 的防晒剂，冬季可选用 SPF > 10、PA 为 ++ 的防晒剂。长时间开车，需 2 ~ 3 小时补涂一次。

（2）佩戴防晒口罩和太阳镜：防晒口罩可以遮挡面部和颈部的阳光，而太阳镜则能保护眼睛免受紫外线伤害，并减少眼部周围的皱纹。

（3）使用遮阳板或遮阳帘：在车内安装遮阳板或遮阳帘，特别是针对驾驶室顶部和前窗侧窗的遮阳措施，能有效减少进入车内的紫外线。

（4）穿着长袖衣物或防晒冰袖：物理防晒可以有效提供额外的防晒保护。

因此，开车也要做好防晒，可有效保护皮肤，延缓皮肤衰老，减少光老化。

28. 警惕面瘫对驾驶的影响

出租车司机李师傅，近期发现自己的面部肌肉变得僵硬，表情也很不自然。起初，李师傅以为只是暂时的疲劳感，但随着时间的推移，

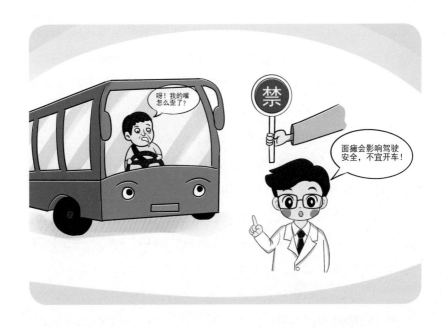

情况越来越严重。他开始出现口角歪斜、眼睛无法完全闭合等症状，这严重影响了他的日常生活和工作。最终，李师傅不得不前往医院就诊。经过医生的详细检查，他被确诊为面瘫。医生告诉他，面瘫是由于长时间受到空调冷风刺激，导致面部神经受损而引起的。

面瘫又被称为面神经炎或面神经麻痹，是一种由于面神经受损导致的面部肌肉运动功能障碍疾病。其主要症状包括口角歪斜、流涎、鼻唇沟变浅，不能顺利完成皱眉、闭眼、吹口哨等动作，严重者会导致面部表情丧失等。这些症状不仅影响驾驶员的日常生活，还可能间接干扰驾驶安全。

面瘫对驾驶安全的影响

（1）视物不清：面神经炎患者常伴随眼睑闭合不全，角膜暴露，导致眼睛干涩、易受风光刺激，易流泪。长时间驾驶可能加剧眼部不适，影响视线清晰度和反应速度。

（2）注意力不集中：由于面部表情僵硬和不适感，患者可能无法专注于路况，注意力不集中，增加交通事故的风险。

（3）应急反应能力下降：面神经炎可能伴随面部感觉减退，使得患者在紧急情况下无法迅速、准确地做出避让或制动反应。

（4）药物副作用：治疗面神经炎的药物，如激素类药物、营养神经药物等，可能引发嗜睡、头晕等副作用，直接影响驾驶安全。

规避面瘫带来的驾车风险

可见，面瘫会对驾驶安全构成潜在危险，因此建议做到以下五点，可有效规避面瘫带来的驾车风险。

（1）及时就医：一旦发现面神经炎症状，应立即就医，遵医嘱进行治疗，避免病情恶化影响驾驶能力。

（2）治疗期间避免驾驶：在面神经炎治疗期间，尤其是服用可能影响驾驶的药物时，应尽量避免驾车，以免发生意外。

（3）保证充足睡眠、进食富含维生素食物与积极康复：面神经炎的恢复需要时间和耐心，患者应保证充足的睡眠、食用新鲜的蔬菜、水果补充维生素营养神经。同时，积极进行面部康复训练，促进面部肌肉功能恢复。

（4）使用辅助工具：对于眼睑闭合不全的患者，可考虑佩戴眼罩或使用人工泪液等辅助工具，减轻眼部不适，提高驾驶安全性。

（5）寻求帮助支持：在病情未完全恢复前，应告知家人、朋友或同事自己的情况，以便在必要时获得帮助或替换驾驶。

29. 股癣：炎炎夏日，小心这种"难言之隐"

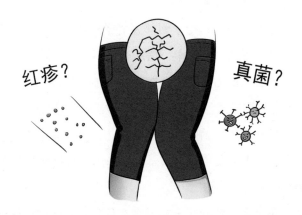

26岁的小刘是一位网约车司机，近一段时间，大腿内侧有一片明显的红疙瘩，用手一抓就破。到医院检查，原来是由于长期开车，出汗较多，再加上洗澡不及时，导致了细菌和真菌感染，出现股癣。

夏季长时间开车，很多司机会出现腹股沟和隐私处瘙痒不适。如果出现这种情况，需当心患"股癣"。

股癣是一种常见的皮肤病，常发生于双侧腹股沟和臀部。皮疹呈环状或半环状红斑，伴有脱屑和小水疱，逐渐向四周蔓延，中央渐消退，边缘加重，境界清楚。皮疹瘙痒剧烈，影响注意力，影响行车安全。

病因

（1）真菌感染：股癣主要由真菌感染引起。真菌是一类微生物，广泛存在于空气、水、土壤以及各类生物的体表或体内，在潮湿、闷热的环境中容易繁殖和生长。

（2）身体素质：长期口服激素及免疫抑制剂治疗者、糖尿病患者、身体抵抗力低、过度肥胖等人群更易患股癣。

（3）卫生习惯：夏季人体容易出汗，特别是大腿内侧等私密部位。长时间未清理汗液或穿着紧身、不透气的内衣裤，汗液无法及时蒸发，就会为真菌提供滋生的环境。有些司机患有足癣，搔抓后将足部真菌带到腹股沟也会导致股癣的发生。

（4）久坐不动：长时间开车使得驾驶员的臀部及会阴部长时间处于受压状态，血液循环不畅，局部抵抗力降低，更容易受到真菌的侵袭。

（5）高温、高湿环境：车内温度和湿度较高时，会促进真菌的生长和繁殖。

长时间开车，如何预防股癣

（1）保持局部清洁干燥：选择透气性好的棉质内裤和宽松衣物。驾驶过程中可以适时开窗通风或使用空调除湿功能。中途休息时，可适当擦干局部汗液。平日可备爽身粉，撒在易出汗部位，保持会阴部干燥、清洁。

（2）避免久坐不动：驾驶一段时间后应适当休息并活动身体，以促进血液循环和汗液蒸发。

（3）注意个人卫生：勤洗澡并更换内衣裤，避免与他人共用毛巾、浴巾等个人物品。内裤、毛巾经常洗烫暴晒。避免用手直接搔抓患处，引起交叉感染。

（4）及时就诊，使用抗真菌药物：大部分股癣患者通过积极治疗都能治愈。可选用抗真菌药膏如酮康唑乳膏、特比奈芬乳膏等，避免使用糖皮质激素药膏。严重者需在医生指导下口服抗真菌药。

30. 痛风："老司机"的隐忧

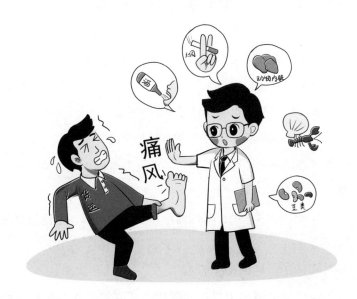

　　李师傅是个长途货车司机，开车走南闯北，晚上到停车场后就会召集一帮相识的同行，抽抽烟、喝喝酒、吃吃烧烤。酒足饭饱，一身疲劳散去大半，然后一觉睡到天亮，继续驾车走天涯。日复一日，年复一年，辛苦点没啥，给了家人一个小康生活，李师傅内心的幸福感爆棚。可是，幸福感还没溢出来，李师傅的痛风倒是真的暴发了。

痛风的前奏

　　痛风是以高尿酸血症为基础的慢性疾病，在"老司机"中也是个常见病。"老司机"为何容易有高尿酸呢？

　　这是因为，驾车时司机长时间保持一个坐姿，精神又持续紧张，感觉非常疲劳，没精神不想动，由此长期缺乏运动，引起代谢异常，尿酸升高。

体内尿酸主要是通过肾脏随尿液排出体外，为减少因排尿而停车的次数，司机们往往饮水量不足，这样会使尿酸排泄变少，在体内蓄积增加。

此外，抽烟喝酒、爱吃高嘌呤食物，是许多司机缓解疲劳的手段，殊不知，高尿酸血症就此慢慢上身。

痛风发作的诱因

高尿酸血症的人那么多，为啥"老司机"更容易引发痛风呢？

痛风发作，是血液中的尿酸盐沉积到关节所导致的，而沉积速度和程度，主要受到以下几个因素影响：血尿酸浓度、血液 pH、血液流速、关节局部温度。

驾驶的过程中，驾驶员只能保持一个坐姿，而久坐会让血液流动变得缓慢。尤其是下肢远端的血液流动更慢，尿酸更容易积聚在足部关节，引发痛风。

不良生活方式，会让血尿酸升高，而血尿酸浓度越高，发生痛风的可能越大。

长时间开车，精神紧张，血液内酸性代谢产物增加，会减少尿酸排泄，容易导致痛风发作。

开车时下肢活动减少，血流缓慢，关节部位温度下降，再加上车内冷空调开得过足的话，也容易导致痛风发作。

怎样控制高尿酸和痛风

除了痛风性关节炎，高尿酸血症还容易引起急慢性肾损害、泌尿系结石、心脑血管疾病等。同时，往往合并有肥胖、高血压、高血脂、糖尿病。怎么办呢？多喝水，管住嘴，迈开腿，控制体重。

（1）在空闲的时候多做运动，骑车、游泳、散步、拉伸运动都可以，尽量避免剧烈运动。

（2）控制饮食，避免饮酒、含糖饮料、浓肉汤，除了要少吃高嘌呤的食物，还要注意少吃高糖、高脂肪食物。

（3）多喝水，并且在停车休息时活动活动身体，尤其是活动下肢。

（4）避免长时间开车及夜间开车，以免过度疲劳，引起体内酸性代谢产物增加而导致痛风发作。

（5）痛风发作时，不要开车，否则容易导致事故。可采用冰敷、抬高患肢、服用解热镇痛药如秋水仙碱等。

（6）如果得了痛风，那长期用药控制尿酸就是必须要做的事，需要到医院寻求医生的帮助。只要持之以恒，可以做到痛风不再发作。

31. "老司机"须知的护胃小常识

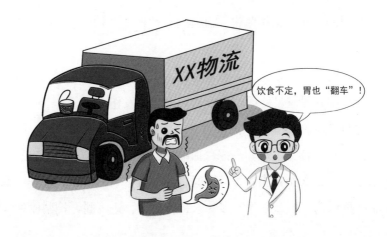

张师傅是一名货运司机，已经在这个行业工作了近十年。由于工作的原因，他需要经常开长途，一天开车十几个小时是常有的事。为了赶时间，他经常在路边摊随便吃点快餐，有时干脆不吃，等忙完了再一起补回来。这样的饮食习惯让他的胃不堪重负。

交通运输是现代社会的血脉，司机是交通运输中车辆的把控者，他们的工作贯穿城市和乡村，连接着千家万户。然而，长时间的工作、紧张的作息时间和不规律的饮食习惯，都使他们的身体健康状况受到不良影响，尤以胃部健康问题最为突出。

有研究统计，70% 左右的货车司机因为开车患有职业病，其中以胃病最为多见。许多司机由于工作的特殊性，饮食时间和饮食内容都很难保证规律和健康。快餐、方便面、零食成了他们的主要食物来源，而这些食物往往高盐、高脂肪、低营养，长期食用对健康非常不利。

"老司机"的胃部问题

（1）胃炎和胃溃疡：不规律的饮食习惯，特别是长期空腹或暴饮暴食，会导致胃酸异常。胃酸异常会破坏胃黏膜，引发胃炎及胃溃疡，严重时甚至会导致出血及穿孔。胃炎或胃溃疡导致胃部不适甚至剧痛，影响行车安全。

（2）消化不良：驾驶员长时间久坐，缺乏运动，加上饮食不规律，容易引起消化不良。长期消化不良不仅影响工作效率，还会导致营养吸收不良，进而影响整体健康。

（3）胃食管反流：饮食不规律，特别是经常进食高脂肪、高糖分的食物，会导致胃酸过多，引发胃食管反流。胃食管反流不仅会引起反酸、烧心等症状，还可能损伤食道，增加患食道癌的风险。

（4）胃癌：长期饮食不规律、饮食结构不健康，会增加胃癌的患病风险。特别是缺乏新鲜蔬菜和水果，食用过多的腌制食品，吸烟，都是胃癌的高风险因素。

护胃五建议

在进入"驾车时代"的今天，我们该如何保护好自己的胃呢？主要有五点建议。

（1）提前制订饮食计划：驾驶员可在行车前预估自己的行车时间和行车安排，提前制订饮食计划，尽量保证每天三餐的规律饮食。可以在车上备一些健康的小吃，如水果、坚果和酸奶，以便及时补充营养。

（2）尽量选择健康食品：尽量避免高脂肪、高糖分的快餐和零食，多选择富含纤维的食物，如全麦面包、蔬菜和水果。这些食物不仅有助于消化，还能提供必需的维生素和矿物质。

（3）保证足够的水分摄入：长时间开车容易忽略饮水，但保证足够的水分摄入对胃部健康至关重要。驾驶员可随车配备水瓶，定时饮水，应避免过量的含糖饮料和咖啡。

（4）注意作息规律：尽量保证有规律的作息时间，避免过度疲劳。充足的睡眠和休息有助于胃肠道的正常运转，减少胃病的发生。

（5）定期体检：驾驶员应定期体检，必要时完善胃肠镜检查。早发现，早治疗，才能真正防患于未然，避免很多不良后果。

小贴士： 远离香烟，保护好您的胃

许多"老司机"在驾车时精神高度集中，为了缓解驾驶疲劳，常年烟不离手。但是开车抽烟不仅属于妨碍安全驾驶的行为，会被罚款

200 元以下并扣 3 分。而且烟雾中的尼古丁、焦油等有害成分还可直接或间接损伤胃黏膜，加大患胃溃疡、胃炎等病的风险。健康安全驾驶，请远离香烟，保护好您的胃！

32. 职业驾驶员的膳食营养建议

大家都知道，合理的饮食对于驾驶员来说也是至关重要的，尤其是对职业驾驶员而言。良好的饮食习惯能够为身体提供必需的营养，帮助维持最佳的身体状态和精神状态，从而确保在行车过程中能够做出快速而正确的反应。

职业驾驶员特殊情况下的营养需求

（1）长途驾驶

增加抗氧化剂：长时间驾驶可能导致疲劳和氧化压力，增加富含抗氧化剂的食物，如浆果（蓝莓、草莓）、坚果、绿叶蔬菜，有

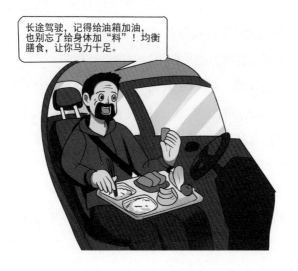

助于减轻氧化压力。

补充电解质：长时间驾驶可能导致脱水，可通过食用香蕉、橙子、坚果和海盐，以补充电解质（如钾、钠、镁）保持体液平衡。

（2）夜班驾驶

改善睡眠质量：确保晚餐不油腻、不含大量咖啡因，促进良好的睡眠。晚餐应选择清淡、富含色氨酸的食物（如鸡肉、牛奶等），帮助促进睡眠。

控制光照：如果需要白天休息，保持环境黑暗，使用眼罩或遮光窗帘，改善睡眠质量。

职业驾驶员的饮食和生活习惯建议

（1）控制餐后血糖：选择低血糖生成指数（GI）食物，避免餐后血糖剧烈波动。搭配富含纤维的食物（如全谷物、豆类）和蛋白质（如瘦肉、豆腐）。

（2）选择便携式健康食品：准备便携式健康食品，如坚果、低糖蛋白棒、干果等以备不时之需。

（3）避免快餐和垃圾食品：快餐和垃圾食品高脂肪、高糖分、低营养，不利于健康。避免食用过多汉堡、炸鸡、薯条、甜饮料。

（4）适量运动：规律的身体活动有助于维持心血管健康和体重管理。建议每天进行至少30分钟的中等强度运动，如步行、伸展运动。可在休息站或工作间隙进行简单的伸展运动和步行，保持身体活动。

（5）保持规律作息：充足的睡眠对恢复体力和维持认知功能至关重要。尽量保持规律的睡眠时间，每晚睡眠 7～8 小时，确保充足的休息。

驾驶员长期处在噪声和振动的发动机旁，容易造成神经、内分泌和消化系统功能紊乱，引起神经衰弱症和心血管疾病。应经常补充蛋白质，如蛋类、豆类、鱼类，以及新鲜蔬菜和水果等。

33. 和"驾驶臀"说拜拜

驾驶员在长时间开车时，常常会出现腰酸背痛、腿麻臀痛的情况，这些都是"驾驶臀"的典型症状。"驾驶臀"，顾名思义就是指长时间驾驶导致的臀部及周围区域的不适感甚至疼痛。"驾驶臀"的产生主要是由于长时间保持坐姿，特别是姿势不正确，导致臀部和腰椎区域的肌肉紧张、血液循环不畅，进而引发不适和疼痛。

以下是预防"驾驶臀"的小妙招。

（1）调整座椅姿势：调整驾驶座椅至合适的高度和角度，使臀

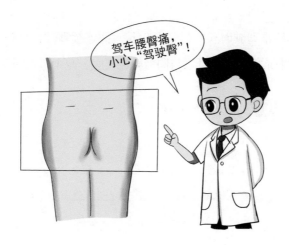

部和背部能够紧贴座椅靠背，形成良好的支撑。膝盖应略高于髋关节，这样可以减少臀部和腰部的压力。

（2）使用腰靠和坐垫：一个好的腰靠和坐垫可以帮助分散压力，保持正确的坐姿。选择符合人体工学设计的腰靠和坐垫，能够有效缓解臀部和腰部的不适。

（3）定时休息和伸展：长时间驾驶会导致血液循环不畅，因此每驾驶 1 ～ 2 小时，应该停车休息 5 ～ 10 分钟。下车后做一些简单的伸展运动，如前屈、侧弯、后仰等，帮助放松肌肉，促进血液循环。

（4）加强核心肌群锻炼：强壮的核心肌群能够提供良好的脊柱支撑，减少长时间坐姿对臀部和腰部的压力。推荐做一些核心肌群的锻炼，如平板支撑、桥式和腹部卷曲等，日常锻炼可以有效预防"驾驶臀"。

（5）热敷和按摩：如果已经感到臀部和腰部不适，可以使用热敷袋进行热敷，促进血液循环，缓解疼痛。轻柔的按摩也可以帮助放松紧张的肌肉。

（6）调整驾驶时长：尽量避免长时间连续驾驶，合理安排休息时间。如果条件允许，可以与同伴轮流驾驶，减少个人的驾驶时间。

小贴士

各位司机朋友们，驾驶是技术活儿，但我们也不能让"驾驶臀"把我们的健康给"驾驶"走了！要记住：健康的身体是我们平安驾驶的基石，不要因为长时间驾驶而忽视了自己的健康。"驾驶臀"虽然是"小毛病"，但如果不重视，可能会变成"大麻烦"！

34. 长途驾驶这样做，腰不再疼

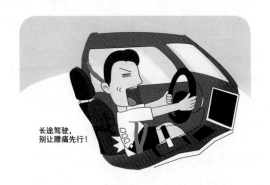

长途驾驶，
别让腰痛先行！

当你长时间驾驶汽车，腰椎承受的压力会比站立时大很多，加上坐姿不正确、座椅不舒服等因素，就容易让腰部肌肉和椎间盘"罢工"。简单说，就是你的腰部长期处于"加班"状态，没有足够的休息和舒展，自然会发出疼痛的"信号"。

既然知道了问题的根源，接下来我们就来看看如何避免长途驾驶中的腰疼。记住这些小技巧，让你的腰部也能舒舒服服地"上班"。

（1）注意坐姿：想要预防腰痛，坐姿是关键。调整你的座位，使你的方向盘尽量靠近胸部，不仅方便操作，还能减轻腰部压力。同时，让膝关节屈曲并超过髋关节的高度，这样的姿势可以进一步减少腰部承受的压力。如果可能的话，在腰部垫上一个6～9厘米厚的小靠枕，这样能更好地支撑你的腰部。

（2）回家热敷腰阳关：长时间驾车易导致腰酸背痛，这是因为我们长时间保持同一姿势，或是椅背倾斜度不科学。通过轻轻按摩腰阳关穴（在腰部，当后正中线上，第4腰椎棘突下凹陷中），可以有效地促进该区域的血液循环，缓解肌肉的紧张状态，使长时间驾车后感到的腰酸背痛得到迅速缓解。

（3）堵车或等灯时间做做保健操：遇到堵车，不必烦躁，可以放松心情，听听抒情音乐；坐正身体，挺胸收腹，甚至可以抓紧时间做做保健操。这样，即使在路途中遇到一些小插曲，也能保持好心情和健康的身体状态。

（4）选择软硬适中的床垫：开车回到家中，第二天如果不想再腰酸背痛，那么在梦乡中守护脊柱与腰椎间盘，无疑事半功倍。要保障当晚所睡的床垫既不过于柔软，也不过于坚硬，拥有恰到好处的支撑力，让你在睡梦中能够自由翻身，舒缓背部压力。

（5）睡前捏跟腱：想要缓解腰疼，还可以试试这个简单又有效的方法：只需跪在床上，然后用双手的拇指和食指中节部位轻轻捏住脚后跟上方跟腱部位，稍微用力一些。别小看这个动作，经常这样做，不仅可以缓解腰疼，还能让你重新找回舒适的感觉。

35. 长时间开车为何手腕疼

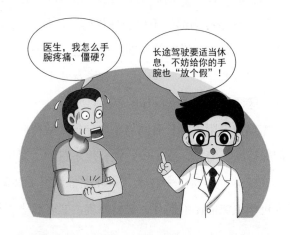

小王是一名驾校教练，每天都需要带好几拨学员，双手频繁操作方向盘和换挡杆。随着时间的推移，他逐渐发现自己的右手拇指根部开始出现疼痛，尤其在长时间驾驶后更为明显。这种疼痛还伴随着拇指活动受限，有时在尝试弯曲或伸直拇指时会听到"咔嚓"声。后来，小王被确诊为腱鞘炎。医生告诉他，这是由于他手指和手腕过度使用，导致肌腱和腱鞘之间发生摩擦和炎症。

手腕疼痛的情况，许多"老司机"朋友们可能都会遇到。虽然看似不起眼，却会给日常生活带来诸多不便。

导致手腕疼痛的原因

（1）不良驾驶姿势：长时间驾驶时，如果手腕或手臂的姿势不正确，比如手腕过度弯曲或伸展，会导致特定部位的压力增大，进而引起疼痛。

（2）重复性动作导致的劳损：驾驶过程中需要频繁地操作方向盘、换挡杆等，这些重复性的动作可能会使手腕肌肉和关节过度使用，造成劳损引发疼痛。

（3）缺乏适当的休息：连续驾驶几小时而没有适当的休息，会使手腕和手臂的肌肉处于持续紧张状态，容易引起疲劳和疼痛。

（4）个体差异：有些人可能因为自身解剖结构的特点而更容易出现手腕疼痛，如手腕较细的人可能更容易受到压迫而感到不适。

如何预防腱鞘炎导致的手腕疼

（1）调整驾驶姿势：确保座椅和方向盘的位置适合自己的身体条件，例如，保持手腕稍微弯曲而不是完全伸直的状态，可以减少手腕负担。

（2）定期休息：每驾驶 1～2 小时，应该停车休息 10～15 分钟，利用这段时间做一些简单的手腕伸展运动，帮助缓解肌肉紧张。

（3）使用辅助工具：市面上有许多专门为缓解手腕疼痛设计的产品，如腕垫、护腕等，适当使用这些辅助工具可以在一定程度上减少手腕受到的压力。

（4）加强手腕的力量训练：通过日常锻炼增强手腕的力量和灵活性，如使用握力器等简单工具进行练习，可以提高手腕的耐受力，降低受伤的风险。

手腕疼痛的缓解方法

（1）热敷与冷敷：在驾驶前后使用热敷或冷敷可以帮助缓解手腕疼痛。热敷有助于放松肌肉，促进血液循环；冷敷则能减轻肿胀和疼痛。

（2）适当使用止痛药：如果手腕疼痛较为严重，可以在医生指导下适量使用非处方类止痛药来缓解症状。

（3）物理治疗：对于慢性手腕疼痛，物理治疗是一种非常有效的缓解手段。通过专业的物理治疗方法，如超声波治疗、电疗等，可以加速恢复过程。

（4）寻求专业医疗帮助：如果采取了上述措施后，手腕疼痛仍然没有明显改善，或者疼痛程度加剧，应及时就医。专业医生可能会根据具体情况进行诊断，并给出针对性治疗方案。

小贴士

腱鞘炎是一种发生于腱鞘的急、慢性炎症反应，除了驾驶员以外，腱鞘炎还常见于乒乓球运动员、演奏家、长时间操作电脑以及长期从事重体力劳动的人群等。因为手腕长时间反复用力，最终出现明显劳损，也会导致外伤出现，外伤在没有得到控制时，就会导致腱鞘炎。

36. 为何职业司机多发肾结石

"一克拉钻石"令人艳羡，但你听说过"一克拉结石"吗？在杨紫（饰演麦承欢）、许凯（饰演姚志明）主演的电视剧《承欢记》中，就上演了"一克拉肾结石"的精彩桥段，让人在忍俊不禁的同时也有所担心自己可别也有"一克拉结石"！

肾结石是一种常见的泌尿系统疾病，它给患者带来不小的痛苦与不便。科学研究发现，职业司机群体相比其他职业人群，更容易患上肾结石。这一现象背后，隐藏着多个复杂的生理、生活及工作习惯上的原因。

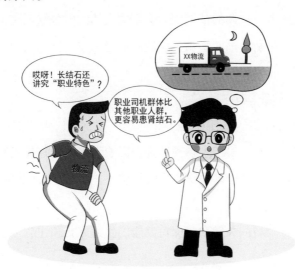

久坐与缺乏运动

职业司机，尤其是长途货运或客运司机，常常需要连续数小时甚至十几个小时坐在驾驶室内，缺乏必要的身体活动和体育锻炼。久坐会导致血液循环减慢，特别是肾脏及泌尿系统血液循环不畅，影响尿液的正常排泄和代谢产物的排出，从而增加了尿液中晶体物质沉积形成结石的风险。

不规律的饮食与水分摄入不足

长途驾驶过程中，司机往往因为赶路而忽略正常饮食，或只能食用快餐、方便面等营养不均衡的食物。这些食物中往往含有较高的盐分、脂肪和添加剂，而缺乏足够的膳食纤维和维生素，不利于尿液的酸碱平衡和矿物质的代谢。此外，由于忙于驾驶，许多司机忘记及时补充水分，尿液浓缩，溶解度降低，更容易形成结石。

精神压力大

驾驶工作不仅要求有高度的注意力集中，还伴随着长时间的精神紧张和压力。长期的精神压力会影响人体的内分泌系统，导致体内激素水平失衡，进而影响到尿液的成分和尿液排泄的顺畅度，增加了结石形成的可能性。

生物钟紊乱与作息不规律

职业司机的作息往往因工作需求而被打乱，无法保持规律的睡眠和起床时间。长期生物钟紊乱会影响人体的新陈代谢和免疫功能，进而影响尿液中矿物质的代谢和排泄，增加肾结石的风险。

预防肾结石

预防肾结石的关键在于保持健康的生活方式和注意工作时的身体调节。

（1）要确保充足的水分摄入：每天尽量多喝水，特别是在长时间驾驶后，要及时补充水分。这有助于稀释尿液中的矿物质，减少结石形成的风险。

（2）要注意饮食均衡：减少高盐、高糖、高脂肪以及高嘌呤食物的摄入，增加蔬菜、水果和全谷类食物的摄入。这些食物富含纤维和抗氧化剂，有助于预防结石。

（3）定时休息和运动：建议司机在长途驾驶中定时停车休息，进行简单的伸展运动。这不仅可以缓解驾驶疲劳，还有助于促进身体血液循环和尿液排出。

（4）保持规律的作息时间、避免过度劳累：这也是预防肾结石的重要措施。充足的睡眠有助于身体恢复和代谢平衡，而过度劳累则可能导致身体免疫力下降，增加结石形成的风险。

（5）定期体检：职业司机还应该定期进行体检，了解自己的身体状况，及时发现并处理潜在的结石问题。如果出现尿频、尿急、尿痛等泌尿系统症状，应及时就医检查，以免延误病情。

37. 摆脱出门就想上厕所的尴尬

美国电视剧《豪斯医生》中有一名患者，因频繁上厕所就诊。尤其是出门后一直想上厕所，导致他无法外出，对日常生活造成了很大的困扰。这显然是肠易激综合征的表现，据研究发现，有不少职业驾驶员会有此病。那如何面对和治疗呢？

肠易激综合征患者在日常生活中需要多方注意，尤其是职业驾

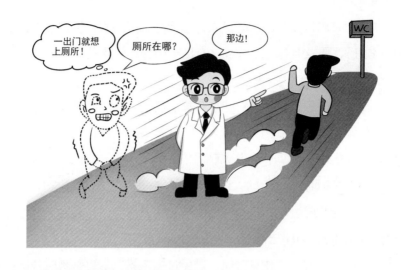

驶员患有此病的话，更需细致关注。

首先，情绪管理依然重要。作为职业驾驶员，面对长时间驾驶和可能的交通压力，情绪波动可能更加频繁。因此，驾驶员应努力调整心态，保持平静和乐观，避免过度焦虑和紧张。可以通过听音乐、短暂休息等方式，来缓解驾驶带来的压力。

其次，良好的生活习惯同样关键。职业驾驶员应确保充足的休息和睡眠，避免疲劳驾驶。合理安排工作和休息时间，确保每天有足够的睡眠时间来恢复身体功能。驾驶员还应注意饮食健康，要特别注意食物的选择和摄入时间。由于驾驶工作的特殊性，驾驶员可能无法按时进食，但这并不意味着可以忽视饮食健康。建议驾驶员在出发前准备好健康的食物，如水果、坚果、全麦面包等，以便在需要时食用。同时，避免在驾驶过程中摄入过多油腻、辛辣或刺激性食物，避免在驾驶过程中进食过多或过快，以免引发肠道不适和加重肠道负担。

再次，对于肠易激综合征患者来说，保持身体温暖也是重要的。职业驾驶员在驾驶过程中可能会长时间处于空调环境中，这可能导致身体受凉并影响肠道健康。因此，驾驶员应注意调整车内温度，避免过冷或过热，并适时添加衣物以保持身体温暖。

最后，驾驶员应定期关注自己的身体状况，如有任何不适或症状加重应及时就医。同时，与医生保持良好的沟通，了解病情进展和治疗方案，以便更好地管理肠易激综合征。

38. 谨防静脉血栓，开车不添"堵"

52岁的钱师傅是一名网约车司机，为了养家糊口，每天接单至少开13小时车。困了就在车里小睡，为减少上厕所次数不怎么喝水，还有吸烟的习惯。1周前，他在车里盘腿睡了一会儿，醒来感觉右小腿疼痛。原来前2天他经历了15小时的长时间工作，下车后才走了两步，突然感觉胸闷气促，失去意识。醒来发现身边都是呕吐物，全身发冷，赶紧找到手机打了急救电话。

通过检查发现，钱师傅发生了大面积肺动脉栓塞，而且是最危险的骑跨血栓，左右肺动脉主干、分支多处栓塞。医生考虑是久坐引起的下肢深静脉血栓堵塞，进而血栓脱落发展成大面积肺动脉栓塞，情况非常严重。最终，钱师傅经历了急诊介入手术，又在ICU抢救两天才转危为安。

什么是静脉血栓栓塞症（VTE）

静脉血栓栓塞症（VTE）包括两个阶段：深静脉血栓形成（DVT）

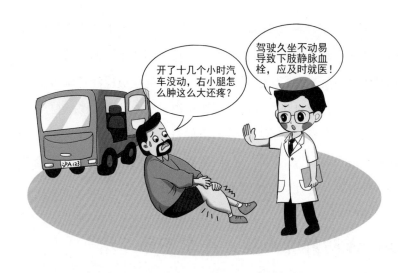

和肺血栓栓塞症（PE）。

　　第一阶段深静脉血栓：当血液在深静脉中不正常的凝结就会形成深静脉血栓，下肢最为常见。静脉负责血液回流至心脏，被异常发生的血块堵塞后，造成血液回流障碍，引起肢体疼痛和肿胀。而轻度的DVT早期症状不明显，仅20%的患者会出现患肢疼痛、肿胀等症状，容易被忽略。

　　第二阶段肺血栓栓塞症：肺血栓栓塞症（PE）是指之前发生的深静脉血栓脱落，随着血液循环流到肺动脉，阻塞肺动脉，造成患者的肺部无法进行氧气交换。导致呼吸困难、胸闷等不适，严重者会造成患者死亡，后果很严重。

　　如何预防

　　司机朋友，尤其是长途驾驶的职业司机，由于长时间保持坐姿，缺乏运动，以及可能存在的饮水不足、不良饮食习惯等因素，容易增加深静脉血栓的风险。为了有效预防深静脉血栓，可以采取以下措施。

（1）定时休息：长途驾驶时，应定时停车休息，每隔一段时间（如每两小时）下车活动，进行简单的伸展运动，以促进血液循环。

（2）充足饮水：车内常备饮用水，确保充足的水分摄入，避免血液过于黏稠。

（3）均衡饮食：多摄入新鲜蔬菜和水果，减少高脂肪、高胆固醇食物的摄入，保持饮食均衡。

（4）避免油腻速食：长途驾驶时尽量避免食用方便面、油炸食品等油腻速食，以免加重血液黏稠度。

（5）车内小范围活动：在驾驶间隙，可以在车内进行小范围的活动，如转动脚踝、摆动双腿等，以促进下肢血液循环。

（6）下车活动：利用休息时间下车进行散步、慢跑等活动，增加全身血液循环。

（7）戒烟：吸烟会损伤血管内皮细胞，增加血栓形成的风险，因此应尽早戒烟。

（8）限酒：过量饮酒会导致血液黏稠度增加，应适量饮酒或避免饮酒。

合理治疗和定期体检

以下措施需要有医生的指导。

（1）穿医用弹力袜：对于长时间驾驶的司机，可以考虑穿医用弹力袜，以提高下肢静脉压力，促进血液回流。

（2）抗凝药物：对于高危人群，如已有血栓病史或遗传因素等，医生可能会建议使用抗凝药物进行预防。但请注意，药物预防应在医生指导下进行，切勿自行用药。

（3）关注健康指标：司机朋友们应关注自己的血压、血脂、血糖等健康指标，定期进行体检，及时发现并处理潜在的健康问题。

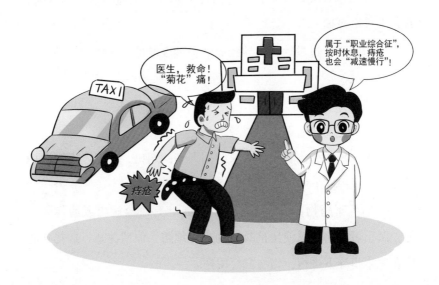

小贴士

预防静脉血栓，应多吃富含维生素的食物，如西红柿、山楂、豆类、牛奶、鸡蛋等；注意多吃富含蛋白质的食物，如牛奶、鸡、鸭、鱼、蛋、豆制品，少吃猪肉、羊肉，多吃瘦肉；多吃含有粗纤维的食物，如芹菜、粗粮等，能促进胃肠蠕动，避免大便干燥；应少吃或不吃动物脂肪或内脏，如肥肉、肥肠，以免加重动脉硬化；饮食清淡，避免太咸，以免导致高血压；避免喝咖啡、浓茶、碳酸饮料等。

39. 职业驾驶员预防肛周疾病有妙招

开出租车的小李近期一直感到肛门周围瘙痒不适。一次驾车时突感肛门剧痛，下意识用力踩了一下油门，差点追尾前车酿成一起交通事故。后来去医院检查，发现是突发的血栓性外痔，经对症治疗后痊愈。

职业驾驶员工作时需要长时间的坐姿，这对于肛门很不友好。如果不有意识按时起身活动、不注意饮食结构，肛周疾病早晚会找上门来，影响工作及生活质量。

人类进化为直立行走后，肛门承受了身体压力，尤其是在肛管后正中线位置。而当今饮食文化中的无辣不欢，造成了肛门部位静脉充盈、曲张。如果排便习惯不好（如便秘），造成肛管压力持续升高，就很容易造成肛周疾病。痔疮长期慢性出血会造成贫血，而慢性肛裂会造成肛门排便时剧烈疼痛，以致恐惧排便。突发血栓性外痔可以造成肛门剧烈疼痛，难以坐下。而得了肛周脓肿后，绝大多数患者需要急诊手术，一般术后 2～4 周才能坐得下。

当我们了解了这些诱发肛周疾病的因素后，建议采用以下主动对应的措施，可降低肛周疾病发病率。

（1）养成良好的排便习惯：好的排便是粪便不硬不稀，每日排便 1～3 次或 1～2 日排便 1 次。排便不痛苦，时间一般在 5 分钟内。建议把每天的排便时间放在早晨醒来后。职业驾驶员因工作关系，上班时候很少喝水，下班后不要忘记补水，总量为每日 2 000～2 500 毫升。因为坐姿时间较长更容易造成便秘，故饮食中要适当增加膳食纤维如玉米、番薯等粗粮和水果等。

（2）管住嘴，避免久坐、久站：也就是说，要控制饮食，避免长时间的静坐或站立。在日常饮食中，尽量选择清淡的食物，保持三餐定时定量，这样有助于维持身体的健康状态。连续开车超过2小时，应该停车休息，下车活动一下身体，哪怕只是简单地走动几分钟，也能有效缓解久坐带来的不适。对于经常需要驾车的朋友，建议穿着宽松舒适的衣物，这样可以减少肛门部位的摩擦，降低患上痔疮的风险。此外，可以在驾驶座上放置专门设计的防痔疮坐垫，这种坐垫通常具有良好的透气性和支撑性，能够减轻臀部压力，进一步预防痔疮的发生。

（3）及时就医、规范用药：若感到肛门瘙痒疼痛、排便出血、肛门口有包块、排便不规律、粪便性状改变，应及时到正规医疗机构就医，完成直肠指检及肛门镜检查，必要时还需要进一步查胃镜及肠镜。大部分早期的痔疮、肛裂通过改变生活习惯、养成良好排便习惯、合理用药可以得到缓解甚至逆转。而如果痔疮、肛裂规范用药后效果不佳，患肛瘘、肛周脓肿的朋友，还是需要手术的。

小贴士

肛指检查通常是指肛门指诊，主要是通过触诊的方式来检查肛管内以及直肠下端的病变，从而能够在早期发现内痔、外痔、直肠炎、直肠癌等疾病。肛指检查属于一种最直观、最实用的检查方法，具有较强的可靠性，所以具有十分重要的意义。

四、特殊人群驾乘篇

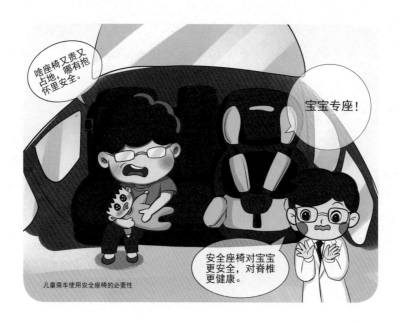

儿童乘车使用安全座椅的必要性

40. 孕妇开车要注意什么

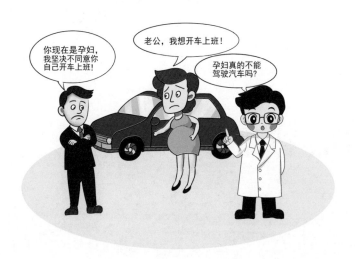

在热播剧《今生也是第一次》中，王子文以其精湛的演技，将职场女性路远方在孕期仍坚持工作的坚韧与不易展现得淋漓尽致。尤其是那一幕，她临盆在即仍心系工作，不幸因驾驶时分心处理公务而遭遇车祸，早产一子。这一幕深深触动了观众的心弦，引发了对孕期驾驶安全的广泛讨论。

通常而言，孕期适度驾驶对孕妇及胎儿影响不大，但应视个体情况而定。孕早期，孕妇身体状况相对稳定，开车基本无碍。然而，随着孕期推进，特别是进入孕晚期，由于腹部隆起、行动不便，加之长时间驾驶可能引发的下肢血液循环问题，增加了血栓风险及意外碰撞导致胎盘早剥等安全隐患。因此，建议孕晚期孕妇尽量避免自驾出行。

孕期安全驾驶的全方位指南

（1）个性化调整，确保舒适与安全

座椅与方向盘：可根据孕妇的体形变化，适时调整座椅前后位置及倾斜角度，确保背部得到良好支撑。同时，保持与方向盘的安全距离，以预防潜在碰撞风险。

安全带使用：务必正确佩戴安全带，调整肩带置于肩胛骨的位置。以穿过胸部中央为宜，腰带应置于腹部下方，避免其紧贴或压迫腹部，为母胎安全筑起第一道防线。

（2）驾驶习惯与心态的调适

平稳驾驶：避免急加速、急刹车等危险操作，保持车速平稳，减少不必要的颠簸与震动。

路况与时间的把控：选择路况良好的时段与路线，避免长途或夜间驾驶。连续驾车不宜超过1小时，确保精神状态饱满，降低疲劳驾驶的风险。

（3）细节之处见真章

车内环境调节：根据季节变化调整车内温度，一般以26℃为佳，保持空气流通，提供舒适的乘坐环境。

穿着与发型：穿着宽松舒适的衣物与平底鞋，避免高跟鞋带来的安全隐患。同时，将长发梳理整齐，避免遮挡视线影响驾驶安全。

孕期安心驾乘的温馨提示

（1）手机电量充足：确保紧急联系工具随时可用，以备不时之需。

（2）特殊标志的提醒：在车后窗张贴"孕妇驾驶，请多关照"等字样的标识，提醒其他驾驶员保持车距，给予更多理解与包容。

（3）车辆定期检查：确保车辆性能良好，刹车、转向等关键部件安全可靠；精简车内环境，避免放置尖锐物品等；定期除臭杀菌，为孕妇提供无忧的驾驶环境。

（4）优选乘车位置：孕妇乘车时应优先选择后座，避免坐在副驾驶位置。以防万一发生碰撞时安全气囊弹出可能带来的二次伤害。同时，重视轻微碰撞检查。

孕期开车是一个需要谨慎对待的问题。孕妇应根据自身情况科学评估，合理安排驾驶计划，并严格遵守各项安全规范与注意事项。只有这样，才能在享受驾驶乐趣的同时，确保母婴的平安与健康。

小贴士

以下情境不宜驾驶，孕妇应有明智的取舍与自我保护。① 孕晚期与新手司机孕妇：鉴于身体负担加重与驾驶技能可能不熟练，孕晚期孕妇、新手司机孕妇应尽量避免单独驾驶，以免发生意外。② 身体状况不佳时：如感到疲劳、头晕或身体不适及孕吐反应剧烈时，应立即停止驾驶并寻求帮助，确保安全至上。

41. 羊水破了，可以自驾去医院吗

李女士，孕二胎36周，家中休息时突遇羊水早破。面对紧急情况，她自觉有过生育经验，毅然选择自驾就医。途中因腹痛加剧求助警方。警方将其安全送达医院时宫口已经开大5指，所幸母子平安。此案例警示我们，羊水早破时，自驾就医虽勇敢，却非最优选择。

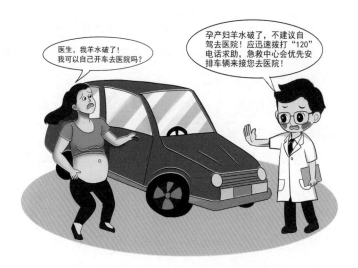

羊水破裂后，务必即刻就医。对于部分胎头尚未充分入盆的孕妇而言，羊水破裂后脐带脱垂的风险会随时间与活动的增加而显著上升。同时，部分孕妇在羊水破裂后会立即感到腹痛，并伴随规律宫缩，标志着产程的开始。尤其是有分娩经历的经产妇，其产程可能更为迅速。因此，需警惕短时间内分娩的可能性，确保及时就医。

羊水早破的正确处理方式

立即呼叫"120"电话求助急救服务。孕妇羊水早破，关乎母胎双重安全。拨打"120"电话可确保优先响应，专业急救团队将迅速到场，利用担架等专业设备减少孕妇移动，预防脐带脱垂等风险。同时，"120"急救车能准确导航至最近且具备产科救治能力的医院，缩短就医时间，提高安全性。

私家车就医的注意事项

（1）家人陪同驾驶：孕妇应避免自行驾车，以防途中出现突发状况无人照应。

（2）平稳驾驶：避免急加速、急刹车，预防胎盘早剥等意外。

（3）就近就医：如果平素产检的医院较远，避免舍近求远增加风险，应选择最近的产科医院。

（4）孕妇体位管理：孕妇应尽量平躺，抬高臀部，减少羊水流失，预防脐带脱垂造成胎儿宫内缺氧窒息。

（5）监测胎动与保护腹部：留意胎动情况，避免腹部受压，确保胎儿安全。

（6）情绪稳定：保持冷静，避免过度紧张影响母子安全。

（7）直达产房：到达医院后，立即将孕妇送入产房，简化就医流程。

小贴士

胎膜早破，即临产前胎膜自然破裂，可由多种因素引发。如创伤、病原体上行性感染、羊膜腔压力增高、胎膜发育不良、宫颈功能不全等。其主要症状为阴道持续性排液，虽短时间内羊水流失对胎儿影响有限，但脐带脱垂、胎儿宫内窘迫及感染等并发症可严重威胁母子健康。因此，一旦发生胎膜早破，应立即平躺、抬高臀部，并拨打"120"急救电话等待专业救援，切勿盲目行动。

42. 右下肢功能受限与驾车安全

在探讨驾驶领域的关键因素时，右下肢无疑扮演着"黄金右脚"的非凡角色。它不仅是油门、刹车或离合精准操控的核心，更是安全驾驶背后那位隐形的守护者。然而，当这位"守护者"遭遇

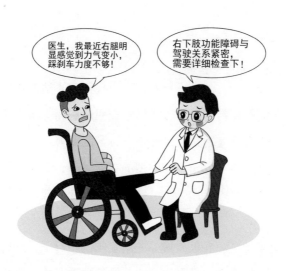

功能障碍时，驾驶之路便可能布满未知与风险。

右下肢作为驾驶操作的核心枢纽，其健康状态直接关系到驾驶行为的精准与安全。其功能障碍可能源于骨折、肌肉拉伤、神经受损及关节炎等。这些病理因素交织作用，不仅削弱了腿部的力量基石，还限制了其至关重要的灵活性与感知敏锐度，从而对驾驶安全构成了潜在威胁。

右下肢功能障碍的多维度影响

（1）反应迟缓的危机：右下肢功能障碍可能导致紧急情况下腿部反应时间延长，无法迅速响应油门或刹车的操作需求，从而加剧发生交通事故的风险。

（2）控制力减弱的隐忧：腿部力量的不足将直接反映在对油门与刹车力度的细微控制上，影响车辆的平稳行驶与乘客的乘坐体验。

（3）疼痛与不适的恶性循环：长期驾驶无疑会加重右下肢的既有疼痛与不适感，形成注意力分散与驾驶疲劳的恶性循环，进一步侵蚀驾驶安全。

策略应对与预防之道

（1）早期干预：一旦发现右下肢出现任何不适或疼痛信号，应立即寻求专业医疗帮助。通过详尽检查明确病因，实现疾病的早发现、早治疗，有效遏制其对驾驶能力的不良影响。

（2）辅助器具：针对不同类型的功能障碍，定制辅助装置如矫形鞋垫、护膝、脚踝支撑等。可显著改善腿部功能，为驾驶安全增添一层保障。

（3）康复训练：在医生或专业康复师的指导下，进行有针对性的康复训练。如腿部力量强化、关节灵活性提升等，逐步恢复右下肢的原有功能。

（4）驾驶姿态优化：通过精细调整座椅的高度与角度，使膝盖略高于髋关节。确保驾驶姿势既符合人体工学原理，又能有效减轻右下肢的承重负担。

（5）合理安排驾驶时间：遵循科学的驾驶时间管理原则，避免长时间连续驾驶导致的腿部疲劳与不适。每驾驶 1～2 小时后适时停车休息并进行简单的腿部拉伸运动，有助于缓解疲劳感，恢复腿部活力。

小贴士

随着汽车科技的日新月异，自动驾驶辅助系统、自适应巡航控制、紧急制动辅助等高科技配置正逐步成为驾驶安全的坚实屏障。它们凭借卓越的性能与精准的判断能力，为有右下肢功能障碍的驾驶员提供强有力的支持与保障。

43. 车内有儿童，请务必开启"儿童锁"

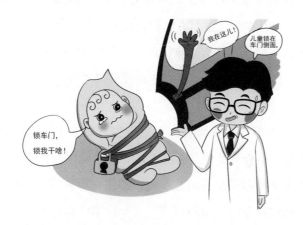

在现代家庭中，汽车已成为家庭出行的重要工具，儿童乘车的安全问题也日益受到家长们的格外关注。"儿童锁"（又称车门锁儿童保险或汽车儿童安全锁）作为一项重要的安全装置，其正确使用对于保障儿童乘车安全具有不可忽视的作用。

儿童锁的重要性

儿童锁，也称为儿童安全锁，是专为防止儿童在车辆行驶过程中误开车门而设计的安全装置。由于儿童天性活泼好动，且对危险缺乏足够的判断能力，他们在车内可能会不经意间触碰到车门把手，导致车门打开，从而发生严重的安全事故。因此，开启儿童锁，是确保儿童乘车安全的第一步。

儿童锁的使用方法

大多数现代车型都配备了儿童锁功能，其位置一般位于车辆后门的侧面或边缘处。具体使用方法如下。

（1）找到儿童锁开关：家长需要仔细查看车辆使用说明书或车

门边缘，找到儿童锁的开关位置。

（2）开启儿童锁：将儿童锁开关拨至"LOCK"或"锁定"位置，此时车门从车内无法打开，但可以从车外正常开启。

（3）检查确认：开启儿童锁后，家长应亲自尝试从车内和车外分别打开车门，以确认儿童锁已正确设置。

带儿童出行的注意事项

（1）每次出行都要检查：无论行程长短，家长在带孩子出行前，每次都应检查儿童锁是否已正确开启，确保万无一失。

（2）不要将孩子单独留在车内：即使在短暂停车期间，也不要将孩子单独留在车内。高温环境下，车内温度会迅速升高，可能导致孩子中暑、窒息等严重后果。

（3）使用安全座椅：除了开启儿童锁外，家长还应为儿童配备合适的安全座椅，并根据孩子的年龄、体重和身高正确安装和使用。

（4）教给儿童相关安全知识：虽然儿童锁提供了物理上的安全保障，但家长也应教育儿童了解基本的乘车安全知识。如不乱动车内按钮、不将头和手伸出窗外等。

（5）注意洗车时的检查：在洗车过程中，有时可能会误触儿童锁开关。因此，洗车后家长应再次检查儿童锁是否仍处于锁定状态。

小贴士

儿童锁虽小，却是儿童乘车安全的重要保障。家长们应充分认识其重要性，并在每次带孩子出行时都确保儿童锁已正确开启。同时，结合使用安全座椅、教育儿童安全知识等措施，为孩子的安全出行营造一个安全、舒适的环境。让我们携手努力，为孩子们的成长撑起一片安全的天空！

44. 儿童安全座椅到底有多重要

2020 年 6 月 7 日，一辆黑色轿车行至厦蓉高速福建龙岩境内时，因雨天路滑在一处弯道上突然失控，猛烈撞上左侧护栏。事发时车上坐着一家四口，其中 5 岁的女儿未使用儿童安全座椅，在撞击中受伤严重，后经送医抢救无效不幸去世。

儿童安全座椅误区

关于儿童乘车，很多家长普遍存在两个极大的认识误区。一个是认为抱着孩子坐车很安全，另一个是认为安全带可以保护儿童。实际上，在发生碰撞事故或遇突发情况需要急刹车时，在惯性作用

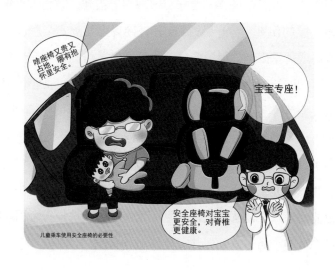

儿童乘车使用安全座椅的必要性

下，儿童前冲的力道远远超过家长的控制能力。儿童个儿矮、体形小，安全带要么无法有效束缚儿童，要么肩带位于脖颈处，均起不到保护作用！因此，儿童乘车时使用安全座椅是至关重要的，这直接关系到他们的生命安全。

正确认识儿童安全座椅

儿童安全座椅是指安装在乘用车上、与后排座椅固定，在车辆行驶过程中保护宝宝安全的产品。根据儿童的年龄、体重和身高设计，能够在碰撞时有效分散冲击力，减少儿童受伤的可能性。

安全座椅通过特殊的安全带系统固定儿童，确保在紧急情况下儿童能够留在座位上，避免被甩出车外或受到二次伤害。此外，安全座椅还能为儿童提供一个舒适的乘坐环境，有助于他们保持正确的坐姿，减少对脊椎和颈部的压力，有助于儿童的生长发育。

了解相关法律法规

《中华人民共和国未成年人保护法》规定，应当"采取配备儿童安全座椅、教育未成年人遵守交通规则等措施，防止未成年人受到交通事故的伤害"。虽然法律没有直接规定儿童安全座椅的具体使用年龄或体重限制，但通常建议根据儿童的身高、体重和年龄来选择合适的座椅。例如，对于1岁及以下的婴幼儿，推荐使用反向安装的儿童汽车安全座椅，以最大限度地保护他们的颈部和头部。而对于1～4岁的儿童，则可以使用正向式的儿童座椅。

需要注意的是，具体的法律规定可能会因地区而异，建议家长在购车和安装儿童安全座椅时，先了解并遵守当地的法律法规。同时，也建议家长在购买和使用儿童安全座椅时，选择符合国家标准和质量要求的产品，以确保其安全性和可靠性。

小贴士

法律禁止驾驶人安排未满 12 周岁的未成年人乘坐副驾驶座位，因为副驾驶位置的安全气囊等设备在紧急情况下可能会对儿童造成伤害。

45. 用错儿童安全座椅比不用更危险

为了宝宝的安全，大多数家庭都会给宝宝安装安全座椅，然而，你知道吗？错误使用儿童安全座椅，比不用更危险！有调查数据显示：6 岁以下儿童乘员正确使用安全座椅重伤和死亡率为 0.57%；错误使用安全座椅的重伤和死亡率为 3.05%；不使用安全座椅的重伤和死亡率为 2.19%。那么，究竟该如何正确使用儿童座椅呢？

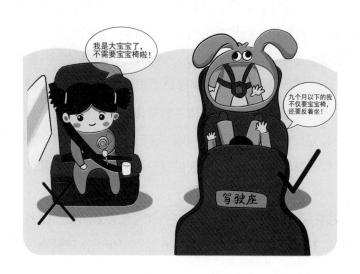

选择合适的儿童安全座椅

何为合适？最基本的就是要确保选购的安全座椅符合相关的安全标准，国内产品合格证上应有 3C 认证，进口产品应有相应的 ECE 等权威的国际认证。中国消费者协会提示，在购买儿童安全座椅时，注意观察座椅的结构，选择比较厚重结实的产品，特别是幼童的座椅一定要是刚性立体结构，有合适形状的头枕以保护头部。

此外，由于每个孩子的体重和身高不同，要根据实际情况来选择合适的产品。通常，新生儿到 12 个月大的婴儿需要使用反向安装的安全座椅，而 12 个月以上且体重超过 9 千克、能够自己坐起来的儿童可以选择正向安装的安全座椅。

正确安装儿童安全座椅

在安装前，仔细阅读儿童安全座椅的使用说明书。确保按照制造商的指导进行安装，也可在网上找安装视频。

儿童安全座椅应安装在汽车的后排座位上，避免安装在副驾驶位置。如果一定要放在副驾驶座位上，由于副驾驶位置的安全气囊在弹出时可能对孩子造成致命伤害，需将副驾驶的安全气囊关闭。

尽量选择硬连接方式的安全座椅，如果汽车配备了 ISOFIX 或 LATCH 接口，应优先使用这些接口来固定安全座椅，以提供更稳固的安装。发生紧急情况时座椅不容易移动，安全性更高。

安装完成后，左右上下用力摇晃安全座椅，检查其是否稳固。确保没有松动现象，避免在行驶过程中可能会发生晃动或脱落。

正确使用安全带

根据孩子的体形调整安全带，确保安全带紧贴孩子的身体，既不过紧也不过松。安全带过松无法有效固定孩子，过紧则可能影响孩子的呼吸和舒适度。特别是冬天的时候，不要让孩子穿着过于厚重的衣物（如羽绒服）坐在安全座椅上，因为这会影响安全带的贴合度。如果车内温度较低，可以在孩子上车前开启暖气，待车内温度适宜后再让孩子进入并脱去厚重衣物。同时，要确保安全带没有扭转或翻面，且固定在孩子的肩膀位置。对于较小的孩子，应使用五点式安全带，它能为孩子提供更全面的保护。

总之，正确使用儿童安全座椅是保障儿童乘车安全的关键。家长们应严格按照上述指南进行操作，并定期检查和维护安全座椅以确保其始终处于良好的工作状态。

小贴士

冬天，很多家长为了方便和保暖，会让孩子穿着羽绒服或厚外套直接坐在安全座椅上，并系上安全带。由于羽绒服等蓬松衣物内部填充物较多，发生碰撞时，羽绒服等衣物会被迅速压缩，导致安全带与孩子身体之间的间隙增大，孩子可能从安全座椅中甩出。

46. 儿童乘车"六不要"

对于儿童来说，乘车过程中的安全隐患不容忽视。希望以下"儿童乘车六不要"的提醒和案例，能让每一位家长都能更加细心地守护孩子的安全。

一不要：不要让孩子坐在前排副驾驶位置

去年夏天，某市发生了一起交通事故。一辆轿车在行驶过程中与前方车辆追尾。不幸的是，坐在副驾驶位置上的 5 岁女童因未使用儿童安全座椅，在碰撞瞬间被弹出的安全气囊击中头部，导致重伤。

安全建议：副驾驶位置是汽车中最危险的位置之一，对于儿童来说更是如此。安全气囊的设计初衷是保护成人乘客，但在儿童身上却可能成为致命伤害源。因此，宝爸宝妈们切记，不要让 12 岁以下或身高不足 140 厘米的儿童坐在副驾驶位置。应选择后排座位，并为其配备合适的儿童安全座椅。

建议说明：在大多数车型中，副驾驶安全气囊的关闭开关位于中控台最右侧。如果在此位置未能找到，也可以尝试查看手套箱内是否设有相关开关，按住开关并向"OFF"方向旋转至极限位置。关闭后，应检查车辆仪表盘上是否有相应的指示灯亮起，以确认副驾驶安全气囊已成功关闭。但请注意，具体操作可能因车型而异，因此建议参考车辆的用户手册或咨询专业人士。

二不要：不要让孩子把身体探出车窗或天窗

某次自驾游中，一名 4 岁男童在车辆行驶过程中将头伸出天窗玩耍。突然，前方出现紧急情况，司机紧急刹车，男童头部因惯性作用猛烈撞击天窗边框，导致严重受伤。

安全建议：孩子的好奇心强，但缺乏自我保护意识。在乘车过程中，家长应时刻关注孩子的行为，避免其将身体探出车窗或天窗。平时，也要教育孩子不要这样做，以免发生意外。

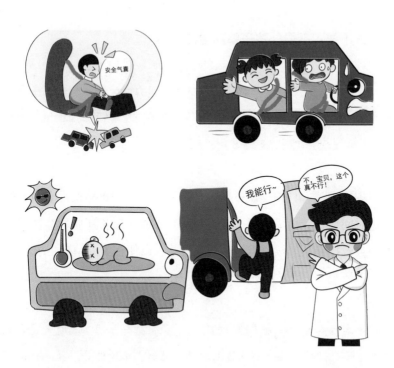

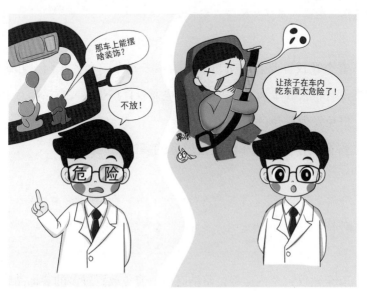

三不要：不要让孩子单独留在车内

炎热的夏日午后，一位母亲因临时下车办事，将 3 岁的儿子独自留在车内。不料，车内温度迅速升高，孩子因中暑而陷入昏迷。幸好路人及时发现并报警，孩子才得以脱险。

安全建议：任何情况下，家长都不应让孩子单独留在车内。即使短时间离开，也应将孩子带在身边。此外，家长还应教会孩子基本的自救技能，如按喇叭、打双闪灯等，以便在紧急情况下求救。

四不要：不要让孩子自行上下车

一名 6 岁女童在放学回家的路上，独自打开车门下车时未观察后方来车情况，被一辆疾驰而过的摩托车撞倒。幸运的是，孩子只是轻微擦伤，但这一事件却给所有家长敲响了警钟。

安全建议：家长应亲自下车为孩子开车门和关车门，并确保周围没有行人或车辆经过。同时，也要教育孩子不要自己随意上下车，以免发生意外。

五不要：不要在车内放置过多的装饰品或玩具

一次家庭出游中，车后窗部位摆放了许多毛绒玩具和装饰品。在车辆急刹车时，一个未固定的玩偶飞向前方，险些砸中坐在后排的孩子。

安全建议：车内应保持整洁有序，避免放置过多的装饰品或玩具，特别是带尖锐棱角的物品和易碎品。同时，也要教育孩子不要随意触碰车内的按钮和开关，以免发生危险。

六不要：不要让孩子在车内吃零食

某次长途旅行中，一名 2 岁女童在车内吃果冻时不慎噎住，导致呼吸困难。幸好家长及时发现并采取急救措施，孩子才转危为安。

安全建议：乘车过程中，家长应尽量避免让孩子吃零食，特别是果冻、坚果等易导致窒息的食物。如果孩子确实饿了或口渴了，可以选择一些易于咀嚼和吞咽的食物或饮料，并在家长的监督下食用。

47. 儿童在车内出现进食与喂奶呛咳的应对之策

不管是大龄儿童还是婴幼儿，在车内进食都很平常。特别在开学季，很多家长驾车接送孩子上下学已经成为常态，孩子在车内吃早餐、放学后吃点心可能比较普遍。然而儿童在车内进食看似方便，其实存在有一定的风险，家长不能忽视。

车辆在行驶过程中，如果孩子正在进食或家长在给婴幼儿喂奶，车辆突然出现颠簸、转弯甚至急刹车等情况，孩子有可能会将食物或奶汁误吸入气管，导致呛咳、呼吸困难、窒息等严重后果。

孩子在车内进食出现误吸是非常紧急的情况，需要家长迅速而冷静地处理。以下是一些关键的应对步骤。

发现孩子出现误吸的症状，如剧烈咳嗽、呼吸困难或面色发绀等，紧急应对措施如下。

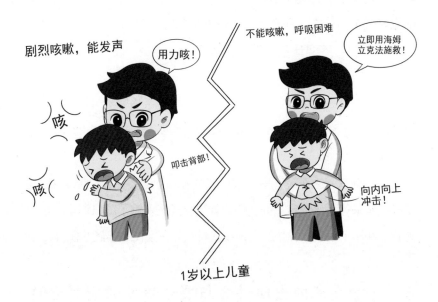

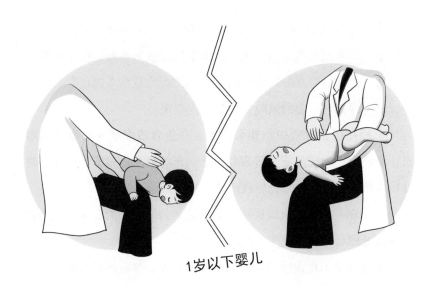

首先，尽量让孩子保持安静，避免哭闹或剧烈运动，以免加重症状。

其次，根据孩子的年龄和误吸的严重程度，家长可以采取不同的急救措施。如果孩子剧烈咳嗽，但能发声，可以鼓励孩子通过咳嗽的方式清除气道内的异物。如果孩子不能说话或咳嗽，存在明显呼吸困难，说明已经存在窒息，家长应立即采用海姆立克急救法（上页图）进行急救。

对于年龄小于1岁的婴儿：要使婴儿面部朝下，头略低于胸部，用左手托住婴儿的头部和下颌，用右手手掌根在肩胛之间进行5次足够力量的拍击。如果异物未排出，需接着将婴儿翻转过来，用右手托住其枕部，用左手手指在胸部双乳头连线中点胸骨上进行足够力量的快速冲击5次。背部拍击和胸部冲击循环进行，直至气道异物排出。

对于1岁以上的儿童：家长站在孩子背后，用双手从背后环绕孩子的腰部。一手握拳，将拳头的拇指侧放在孩子的胸廓下方和脐上之间的腹部。另一只手抓住拳头，快速向上和向内冲击腹部，连续进行几次，直到异物被咯出。

最后，家长在进行急救的同时，应尽快将孩子送往医院。即使孩子看起来已经恢复正常，也应就医检查。因为食物进入呼吸道后可能停留在某一处，咳嗽症状会暂时缓解。

48. 缓解儿童晕车的"特效穴"

如今私家车越来越多了，我们也经常会在节假日带上孩子去郊游。但一些小朋友可能会出现晕车的情况，那怎么缓解晕车呢？中

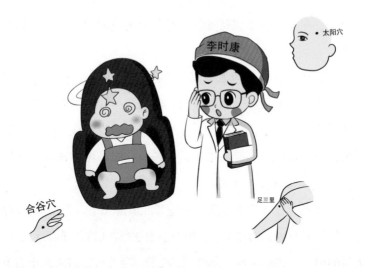

医的穴位按压可一定程度上缓解晕车症状，下面就为大家介绍几个"特效穴"。注意按压穴位时要剪平指甲，以免损伤被压穴位的皮肤。

太阳穴

定位：位于颞部，眉梢与目外眦之间，向后约一横指的凹陷处。

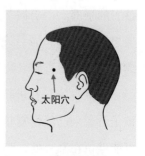

主治：缓解头痛、偏头痛、眼睛疲劳。

操作：晕车时，可以采用坐姿。坐好后将手掌搓热，贴于太阳穴，稍稍用力，顺时针转揉 10～20 次，逆时针再转相同的次数。

天窗穴

定位：位于人体的颈外侧部，胸锁乳突肌的后缘，与喉结相平。

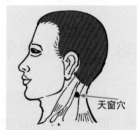

功效：疏散内热。

操作：双手拇指交替轻轻按揉同侧天窗穴，注意力度不能过重。一般不建议两侧同时按揉，1～3分钟，局部酸胀为度。

合谷穴

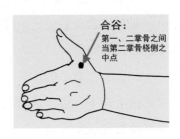

定位：在手背第一、二掌骨间，第二掌骨桡侧的中点处（也就是常说的"虎口"处）。

功效：可缓解头痛、眼睛疲劳以及紧张、急躁、焦虑情绪。

操作：左右手拇指交替掐按对侧合谷穴。可用食指的指尖固定于该穴位上，用画圆圈的方式，以不感到疼痛的力度，稍用力按压。连续按压10秒后，再放松10秒。重复该动作3次，局部酸胀为度。但体质较差的人不可做强刺激。

二关穴

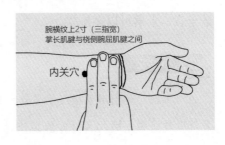

定位：即内关、外关穴。内关穴位于手腕掌侧横纹上2寸（1寸为3.33 cm），在两条筋（掌长肌腱与桡侧腕屈肌腱）之间；外关穴位于手腕背侧横纹上2寸，尺骨与桡骨之间，与内关穴相对。

功效：缓解晕车导致的恶心、呕吐。

按摩方法：把拇指立起来，放到外关穴上；食指和中指并到一起，放在内关穴上，进行上下相应的用力按压。每次3分钟，两手交替按压，局部酸胀为度。

鸠尾穴

定位：位于脐上7寸，剑突下半寸。

功效：消除疲劳、治疗晕车、缓解焦躁等。

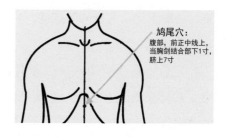

鸠尾穴：
腹部，前正中线上，当胸剑结合部下1寸，脐上7寸

操作：左右手拇指擦鸠尾穴，由上往下，可以从鸠尾穴擦至神阙穴（肚脐），可以在乘车半小时前后开始按擦。

足三里穴

定位：在小腿外膝眼下3寸，胫骨外侧。

功效：燥化脾湿，生发胃气。

操作：双手大拇指按揉足三里穴，每次3～5分钟，局部酸胀为度。体质差或者容易晕车者，平素可以多按揉。

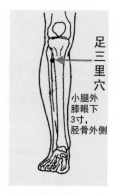

足三里穴

小腿外膝眼下3寸，胫骨外侧

小贴士

（1）按：是指用手指或手掌或肘尖着力在体表一定穴位或部位上，逐渐用力按压，因此又可分为指按、掌按、肘按。使用按法时用力方向要与体表垂直，力度由轻渐重，稳而持续。

（2）摩：是用手掌面或手指面在体表一定部位，做环形而有节奏的抚摩动作，不带动皮下组织，是推拿手法中最轻柔的一种。操作时要求用力均匀、轻缓，常用于治疗开始和治疗将要结束的时候。

（3）揉：是指用手掌的大鱼际、掌根部分或手指罗纹面着力，腕关节放松，作轻柔缓和地环旋运动。同时，带动该处皮下组织共同运动的一种方法。操作时要吸定着力部位，不能在体表摩擦。

49. 车上听歌，孩子的听力会受损吗

　　长沙李女士3岁的儿子听力严重受损，医生排除各种原因后，发现竟是因长期坐摇摇椅，受音乐噪声长期影响导致。这不由让人联想到，在节假日家长往往会开着车带孩子外出游玩，车载音响不可避免会用来助兴。那么，孩子的耳朵会不会受不了？

　　据世界卫生组织调查，在5～19岁的青少年中，每4 000人中有3人患有不同程度耳聋。我国是世界上听力残疾人最多的国家，目前听力障碍残疾人有2 780万人。其中，0～6岁听力障碍儿童约有13.7万人，每年新增听力障碍儿童2万～3万人。可见防患于未然是多么重要！

　　国内外职业健康安全规定中，职业噪声暴露应低于90分贝

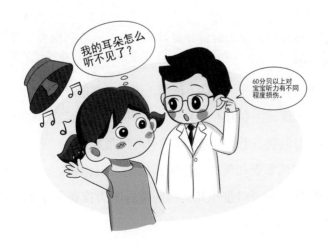

我的耳朵怎么听不见了？

60分贝以上对宝宝听力有不同程度损伤。

（dBA）。在具有人耳相似结构的哺乳动物中，年幼组较成年组更易出现噪声性听损伤。因此，相关研究建议，新生儿重症监护室（NICU）噪声水平应＜65分贝，转运过程的噪声暴露应＜60分贝。一般情况下，我们遵循"60-60-60"原则，即声音调节不超过最大音量的60%，音量不超过60分贝，连续听的时间不超过60分钟。

因此，如果儿童暴露在长时间、60分贝以上、高节奏的车载音响陪伴状态下长途旅行，往往会导致听力出现不同程度的损伤。如产生永久性阈移与声损伤，不及时治疗则会引起宝宝出现听力障碍，进而影响其语言学习能力，导致出现语言发音延迟、口齿不清晰、表达能力差，以及对音乐、节奏等刺激反应迟钝等现象。这些不良影响可能会伴随一生，给孩子的健康及生活带来非常大的困扰。

如果视力下降，大多数人都能有感觉，但是听力慢慢下降的过程很难感知。那么如果出现听力障碍，家长如何能够及早发现呢？

（1）孩子经常对轻声没反应，稍大声能听见，或者在嘈杂环境下交流困难。

（2）孩子与人交流时常盯着对方嘴巴，或有喜偏头、将手拢在耳后等习惯。

（3）发音不标准，讲话不清楚，语言发育迟缓。

（4）上课时注意力不集中，对老师提出的问题答非所问。

（5）看电视、手机时喜欢将声音开得很大。

家长应该掌握相关的听力障碍医学常识，如果发现小儿有听力相关问题，应及时带小儿到医院进行听力检查，并及时进行听力矫正。

小贴士

　　噪声暴露会引起噪声性听力损伤，主要包含暂时性阈移、永久性阈移与声损伤。暂时性阈移指的是噪声暴露后的听敏度暂时性下降，表现为听敏度下降、耳闷感以及耳鸣。以上症状持续时间较短，不到 1 小时，也可能为数小时或数天。永久性阈移指的是噪声暴露引起的听阈不能完全恢复，声损伤往往出现于一次强烈的噪声暴露（如爆炸）。

50. 孩子乘车不要看手机，护眼攻略请收藏

　　驾车旅行路途无聊，孩子们会看看手机。然而，长时间看手机，容易引起眼睛干涩不适和过度疲劳，会增加孩子患近视的风险。还可能引发头痛等一系列症状，甚至增加了患眼病的风险。

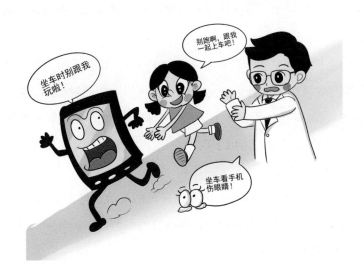

家长是孩子的主要监督人，家长的护眼教育对于预防孩子近视问题起着至关重要的作用。如果路途短，可以让孩子看看窗外的风景，讲讲故事，尽量不看手机；路途实在遥远，孩子要看手机，也得做好护眼攻略。我们可以从以下几方面入手。

（1）控制观看时间：限制孩子使用手机的时间，每次观看的时间设定在 15～20 分钟。或者利用定时器或手机自带的提醒功能，提醒孩子休息。

（2）调整屏幕设置：控制光线亮度和反射，避免过亮或过暗的环境。避免眩光对孩子眼睛的伤害。或将屏幕对比度调整到适中水平，以减少眼睛疲劳。

（3）保持正确姿势：教导孩子保持手机与眼睛的适当距离，一般建议为 30～40 厘米。避免躺着或歪着身子看手机，尽量保持坐直的姿势。

（4）注意环境光线：避免在光线过强或过暗的环境中看手机。如果车内光线较暗，可以打开车内阅读灯，以减少屏幕与环境的光线反差。

（5）眼部休息和活动：① 每隔 20 分钟，让孩子闭上眼睛休息 2 分钟，或眺望车窗外远处的景物。也可以适当眨眨眼睛，促进泪液分泌。② 引导孩子在车上做简单的眼部按摩，如轻轻按摩眼周肌肉，或转动眼球：让孩子向上、向下、向左、向右分别转动眼球，每个方向重复 3～5 次。

（6）选择合适的内容：优先选择画面简洁、色彩柔和的内容，避免过于鲜艳和复杂的画面。控制内容的刺激性，如减少激烈的游戏和快速切换的视频。

（7）其他措施：① 如有需要，可以为孩子佩戴具有防蓝光功能的眼镜，减轻手机蓝光对眼睛的伤害。② 平日保证孩子充足的睡眠，让眼睛得到充分的休息。③ 多摄入富含维生素和叶黄素等对眼睛有益的食物，如胡萝卜、蓝莓、菠菜、鱼类等。注意补充足够的 DHA，可通过食用鱼类、核桃等富含 DHA 的食物或适当服用营养补充剂。避免过度食用油炸、高糖和高盐食品，这些食物对眼睛健康不利。④ 在工作之余经常带孩子参与户外活动，多晒太阳，让眼睛"目浴"阳光，跑步、球类运动等尤其有助于促进眼部肌肉的放松。

51. 老年人乘车出行必备药品

现代社会，驾车出游已成为家庭共度假日时光的新风尚。然而，鉴于老年群体常伴随多种慢性疾病，如心血管疾病、呼吸系统

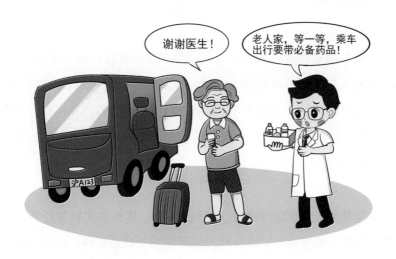

疾病、内分泌疾病及神经系统疾病等，可能在毫无征兆的情况下突然发病，让人措手不及。如果此时刚巧又处在高速公路等远离医疗资源的环境中，更是会手忙脚乱。因此，我们需要未雨绸缪，准备好应急药品。以下是老年人乘车出游中可能遇到的几种紧急情况的紧急用药策略。

心绞痛

心绞痛这一潜在威胁，老年人表现往往不典型。首要任务是精准识别其非典型症状，如胸闷、压迫感、呼吸不畅及冷汗等，尤其是具有冠心病、高血压、糖尿病、长期吸烟等病史的长者更应提高警惕。

出行时应带有抗心绞痛药物，如硝酸甘油片（舌下含服，一般3分钟内起效）或麝香保心丸，如同随身携带的"安心符"，能在关键时刻迅速缓解症状。若症状持续不缓解或加重，应警惕心肌梗死可能。此时，可紧急服用阿司匹林肠溶片进行抗栓处理，并寻求最近的医疗援助。

部分疾病急性发作

慢性阻塞性肺疾病与哮喘的急性发作，往往伴随着突然气促、喉间喘鸣与言语障碍的紧急信号。沙丁胺醇气雾剂作为急救先锋，能够迅速打开气道，缓解呼吸困难。对于哮喘患者，还应备有含布地奈德等糖皮质激素类的气雾剂，以迅速缓解病情，为后续治疗赢得宝贵时间。

低血糖

糖尿病老人的低血糖状况危害极大，其典型症状如心悸、出汗、手颤、饥饿感、思维反应迟钝甚至出现意识障碍，都是身体发出的紧急求救信号。

车内应配备血糖仪及试纸，及时检测血糖水平。低于3.9毫摩 / 升或疑似低血糖时，立即补充糖果或巧克力。而对于低血糖昏迷的紧急情况，则需立即启动紧急救援机制，尽快送医救治。

头晕

头晕虽非特定疾病，但其背后可能隐藏着晕车、血压异常（高血压危象、中风）、心脏问题等复杂原因。因此，针对不同诱因，我们需准备相应的应对措施：苯海拉明对抗晕车不适；电子血压计监测血压波动，针对高血压可舌下含服卡托普利片；低血压伴心率异常需警惕心脏问题，及时就医；同时，注意餐后血压变化，适时补充水分以调节低血压状态。

小外伤

旅途中难免遭遇小意外，扭伤与擦伤的处理同样不容忽视。云南白药喷雾剂止血止痛，可作为扭伤急救的首选；酒精棉片消毒伤口，可预防感染。

小贴士

药品大都要求避光或者阴凉处储存，如果长期放车里备用，极容易发生变质。因此，我们不建议在车内长期放置必备药品。

52. 带着爸妈去旅行，如何避免漏尿窘况

在《老闺蜜》这一情感丰富的电视剧中，我们见证了五位性格迥异的老年女性如何跨越年龄与心灵的界限，舒展开一幅幅关于友情与

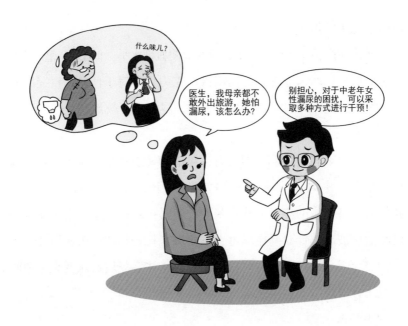

陪伴的温馨画卷。剧中艾琳一角，以其独特的优雅与高贵，成为剧中一抹不可磨灭的亮色。尤为触动人心的是，艾琳在超市卫生间内悄悄拿一包成人尿不湿更换的场景，无声地揭示了中老年群体面临的一个普遍而敏感的话题——漏尿。

漏尿，这一在公众视野中常被边缘化的健康问题，实则深深困扰着众多中老年人群。医学上称为"尿失禁"，它被定义为因膀胱括约肌或盆底肌功能减退，导致尿液无法自控而泄漏的现象。其成因复杂，女性经受妊娠、分娩，盆底肌受损；随着年龄的增长，膀胱括约肌、盆底肌的弹性逐渐衰退，导致尿液控制能力下降。此外，长期腹压增加，比如慢性咳嗽、长期便秘等多重因素都容易加剧症状。

无论是在社区广场翩翩起舞的欢乐时刻，还是在探索世界的旅行路上，尿失禁都可能悄然发生，为生活平添无尽的烦恼与尴尬。这一窘境不仅剥夺了他们的尊严感，更在心理层面施加了沉重的压力。他们担忧在亲友前失态，害怕成为公众场合的焦点，因此往往选择退缩于社交的边缘，将自己隔绝于孤独之中。

穿上成人纸尿裤，本应是解围之举，却无形中扼杀了他们外出探索的渴望，一次次让旅行的梦想搁浅。正因如此，尿失禁被形象地称为"社交癌"，它似乎限制了部分中老年人享受自由旅行的权利。

然而，我们并非无计可施。通过一系列科学有效的干预措施，可以显著减轻尿失禁的症状，帮助父母重拾旅行的乐趣。具体措施如下。

（1）健康管理：维持健康体重，通过均衡饮食与适量运动，减轻身体负担，降低尿失禁风险。

（2）盆底康复：盆底肌肉的强度对于维持膀胱控制非常关键。有计划地强化盆底肌肉，通过凯格尔运动等针对性训练，提升膀胱控制能力。

（3）生活习惯调整：减少咖啡因、酒精及辛辣食物的摄入，避免刺激膀胱；定时排尿，避免膀胱过度充盈；戒烟；积极治疗慢性咳嗽与便秘，保持正常的排便习惯和饮食纤维摄入，减轻腹压。

（4）合理用药：服用药物时，务必了解并关注其可能带来的副作用，特别是是否涉及尿失禁的风险。如有疑虑，请咨询医生调整方案。

（5）旅途防护：为出行做好充分准备，选用适宜的辅助产品如隔尿垫巾、成人纸尿裤等，及时更换，预防炎症发生。同时，爱车上可配备车用窗帘、橡胶接尿器。

小贴士

　　长途旅行中，很多尿失禁患者为避免尴尬，会选择禁水，这是不提倡的。适量饮水可促进排尿反射并预防泌尿道感染。如无禁忌，建议每日饮水2 000毫升左右，当然入睡前可适当限制饮水。同时，家人与朋友的理解与包容尤为重要，它们如同温暖的阳光，一扫患者心中的阴霾，让每一次出行都成为享受而非负担。

五、应急救护篇

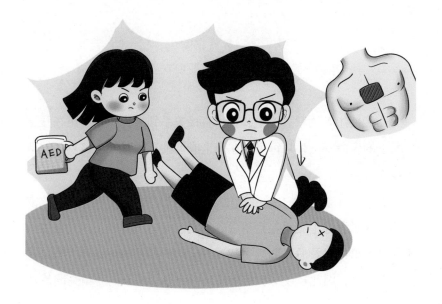

53. 正确使用车辆紧急逃生装置

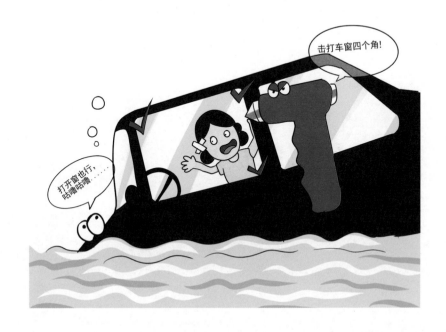

江苏某地，一辆轿车因驾驶员操作不当而失控坠入水中。车内的乘客没有掌握正确的逃生技巧，无法迅速逃脱，最终造成悲剧。

正确使用车辆紧急逃生装置，直接关系到乘客和驾驶员在紧急情况下的生命安全，是每个人在乘坐或驾驶车辆时都应该具备的基本技能之一。

首先，了解车辆上紧急逃生装置的位置和类型非常重要。常见的车辆紧急逃生装置包括车门应急阀、车窗破窗器（如安全锤）、车顶逃生出口以及后备厢逃生装置等。这些装置的位置和类型可能因车型而异，因此建议您在日常使用中熟悉自己车辆的相关设备。

在紧急情况下，如果车门无法正常打开，可以尝试使用车门应急阀。车门应急阀通常位于前后车门的上方或驾驶室仪表盘附近。根据车型的不同，可能需要旋转应急阀的旋钮或使用其他方式将其打开。

如果车窗是封闭式的且无法直接打开，可以使用车窗破窗器来打破玻璃逃生。安全锤是常见的车窗破窗器之一，通常放置在应急窗口上方或易于取用的位置。使用时，应紧握安全锤的末端，用力敲击车窗的四个角，直到玻璃出现裂纹并脱落。请注意，敲击时要用力均匀且对准一个点，避免使用蛮力或敲击车窗的中间部分。

车顶逃生出口是另一种紧急逃生方式，尤其适用于车辆侧翻或沉入水中的情况。在车顶逃生出口通常有一个红色按钮或拉环，乘客在旋转按钮或拉动拉环后将整个天窗向外推便可逃生。请注意，在逃生过程中要保持身体平衡，避免受伤。

此外，后备厢逃生装置也是一种重要的紧急逃生方式。对于配备后备厢逃生装置的车辆，乘客可以通过进入后排座位、折叠后排座椅并找到后备厢逃生装置来打开后备厢逃生。不同类型的后备厢逃生装置操作方式可能不同，有的需要旋转按钮、有的需要拉动拉绳或拉环等。在操作过程中，请按照车辆使用手册中的指示进行操作，并保持冷静和耐心。

小贴士

（1）在面临汽车坠河的紧急情况时，如果车辆尚未完全沉入水中，后排座位可能是最快捷有效的逃生路径。解开安全带并快速打开车门。跳离后座，尽量保持头部在水面上方，并迅速游向岸边。

（2）如果车门无法打开或者车辆已经完全沉入水中，后备厢可能成为最后的逃生出口。找到后备厢开关并打开，然后从后备厢中游出，同样要保持头部在水面上方，并迅速游向岸边。

54. 随车急救包里应该配备哪些物品

包包，包括钱包、钥匙包、拎包、背包、挎包等，不仅用于存放个人用品，还能体现一个人的身份、地位乃至性格等。一个经过精心选择的皮包具有画龙点睛的作用。那么，这一个关键时刻可以保命的包包——随车急救包，你见过吗？应配备哪些物品呢？

急救包内的物品可以根据需要和自身的急救技能配备，以便出现紧急情况时使用。那急救包内需要配备哪些基础物品呢？我们给出以下建议（表5-1）。

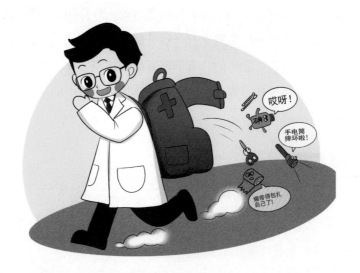

表 5-1　随车急救包

外　伤　类	应　急　类
（1）生理盐水：用来冲洗擦伤、摔跤导致的普通伤口，伤口表面有细小砂石等可使用；伤口很深、大出血的情况下不宜使用 （2）碘伏棉签：可以用于皮肤破损、动物抓伤、蚊虫叮咬等皮肤表面的消毒 （3）酒精棉签：使用方法与碘伏棉签相同，但不可以用于有皮肤破损的伤口上，可用于皮肤还是完整的伤口周边 （4）创可贴：一般准备防水型的，用于伤口小、出血少的伤口上，防止洗澡、洗手时沾染污水 （5）无菌敷料：用于伤口较大，但出血量少的伤口。遮盖无菌敷料时应超出伤口周围3厘米左右，以确保伤口被敷料完全遮盖 （6）弹力绷带：伤口经过消毒处理后需要包扎时使用 （7）纱布绷带和三角绷带：开放性的伤口经过处理后仍需要送医，使用纱布绷带覆盖。三角绷带可以用于包扎、固定和脱位、骨折的悬挂 （8）医用胶带：用来固定纱布绷带，撕取方便，长短好控制 （9）圆头剪刀：可用来剪纱布、绷带和烫伤伤口表面的衣物，圆头的剪刀可以避免在慌乱情况下造成二次伤害 （10）止血带：四肢大出血时辅助止血使用 （11）一次性手套：在处理伤口前，如可能接触他人血液、体液、分泌物等时佩戴，或紧急情况下无法洗手时佩戴，保护好自己的同时避免造成伤口的感染 （12）酒精棉：处理伤口后，对自身手部皮肤及不慎沾染血迹的裸露皮肤处做消毒处理	（1）手电筒和瞳孔笔式手电筒：普通手电筒用于照明使用，瞳孔笔式手电筒（黄色光源）用于观察伤员的瞳孔情况 （2）清凉油：用于蚊虫叮咬或需要提神时 （3）保温毯：用于低温情况或大失血的伤员 （4）降温贴或医用冰袋：扭伤、发热、中暑时用于冷敷、降温 （5）体温计：测量体温 （6）人工呼吸膜或呼吸面罩：人工呼吸膜为一次性耗材，呼吸面罩涉及消毒循环再用，按需准备 （7）便签纸和笔：大出血时使用止血带止血后，应注明止血时间，防止肢体和组织的缺血坏死；也可用于记录伤员其他症状等

药品大都要求避光或者阴凉处储存，如果长期放车里备用，极容易发生变质。因此，我们不建议在车内放置应急药品。此外，任何急救的物品均有有效期，需定期检查是否在有效期限内。充电类或电池类急救物品应定期更换电池或进行充电，以备紧急情况下可随取随用。

55. 路遇交通事故如何自救与他救

随着经济社会快速发展，机动车数量、驾驶人数以及公路通车里程数的快速增长，确实反映了现代社会交通领域的显著变化。据统计，2022 年全国共发生交通事故 256 409 起，即平均每天发生 700 余起，每小时 29 起；死亡人数为 60 676 人，即平均每天死亡 166 人，每小时有 6 条生命因交通事故消逝……

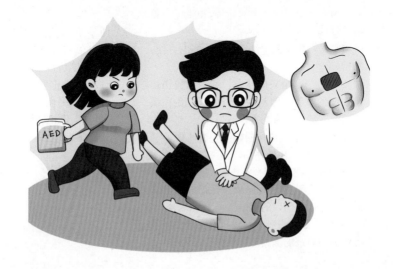

如此惨烈的数据，警示我们遵守交通规则，避免交通事故的发生极其重要。然而，当不幸路遇交通事故，如何进行自救与他救呢？

保持呼吸顺畅

心肺复苏是首要的急救手段。但在多数情况下，伤员心跳、呼吸都存在，这种情况下是不需要心肺复苏的，如何展开施救？

首要原则为保持呼吸顺畅：解开衣领，迅速清除伤员口、鼻、咽喉的异物、凝血块、痰液、呕吐物等；对下颌骨骨折而无颈椎损伤的伤员，可将颈项部托起，头后仰，使气道开放；对于有颅脑损伤而深度昏迷及舌后坠的伤员，可将舌拉出并固定，或直接放置口咽通气管。当您发现伤员有喉部损伤且呼吸不畅时，应及时寻求医生帮助。

控制大出血

当伤员心跳和呼吸都有保障时，那么还有什么原因会导致伤员短时间就丧命呢？大出血！没错，控制大出血是交通事故现场自救与他救的第二大原则及基本技术。

一旦发生大出血，可能很快会因失血导致休克，进而威胁伤员生命。要立即对伤口进行直接按压，或伤口加压包扎，或止血带捆扎等来控制肢体的外出血。若是头皮出血，可用纱布、毛巾等干净物品直接压迫止血，如没有干净的毛巾、纱布，可用身上的衣物。如果发现有血液、脑脊液或者不知道是什么的液体从耳、鼻流出，需要让伤员卧倒且伤侧向下，例如，左耳、鼻有流出液体时，则左侧向下，以免液体回流。

记住，千万不要往耳、鼻内填塞东西去堵住流出的液体！如果发现鼻腔、口腔有大量出血，应使头偏向一侧或者使人整体侧卧，这样可以避免因呼吸道堵塞而窒息。

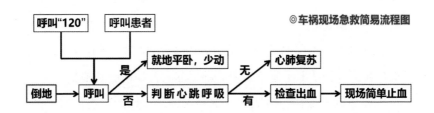

◎车祸现场急救简易流程图

当用尽一切力量去保持伤员的气道通畅以及止血后，如果救护车还没有到达现场，是不是应该快点把伤员扶起来或搬到车上，及时送到医院？稍安勿躁，一起来了解一下交通事故现场自救与他救的第三大原则。

正确搬运

在交通事故中，不论在何种情况下，都需注意颈椎或腰椎损伤。

对在车内搬动及移出前的伤员，首先应在脖子上放置颈托，或行颈部固定；固定好后，可以将其颈和躯干一并固定在靠背上，然后拆卸座椅，与伤员一起搬出。

对被撞击或车祸导致抛出的昏迷伤员，应在原地上颈托，并给予紧急伤口止血包扎后，再由三人以上搬运：一人托住伤员头、颈、肩和背部，一人托住伤员腰和臀部，一人托住伤员腘窝和小腿部。三人同时托起伤员，保持伤员脊椎在一条直线上，然后将伤者放置硬板床上或硬担架上。

现场无颈托怎么办？硬纸板、硬橡皮、厚的帆布等可替代，仿照颈托，剪成前后两片，用布条包扎固定即可。

小贴士

这里有两点需要专门提醒一下：如果伤员是清醒、可以说话的，一定不要激动，不要叫他摇头或点头；只要是摔倒或跌倒，且不能排除脊柱骨折，就必须按照脊柱骨折来对待。

56. 驾车时突发心脏不适怎么办

2024年2月的一天下午，出租车司机刘师傅开车途中突发急性心肌梗死。他在紧急情况下将车辆驶入医院停车场，随后失去自主行动能力，昏倒在方向盘上，幸被停车场保安及时发现获救。

心肌梗死，通常称为心梗，是一种严重的心血管疾病，它发生在冠状动脉的血流急剧减少或中断时，导致心肌组织缺血性坏死。

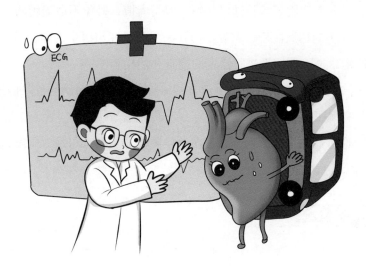

心梗是冠心病的一种最危险的表现形式，其发生通常与冠状动脉粥样硬化有关，这种硬化会导致血管狭窄或完全阻塞。

在驾车途中突发心梗是一种紧急情况，需要迅速而正确的应对。根据已有的研究和急救专家的指导，以下是应对心梗的关键步骤。

（1）立即识别症状：心梗的典型症状包括胸部压迫感、疼痛，可能放射至左臂、下颌、颈部或背部，伴有出汗、恶心或呼吸困难。不典型症状可能包括牙痛、腹痛等，容易被忽视。

（2）停止一切活动：一旦怀疑心梗，应立即停止驾车，避免任何体力活动，减少心肌耗氧量。

（3）呼叫急救电话：迅速拨打"120"电话或当地的急救电话，准确描述症状和位置，等待专业救援。

（4）保持平静：尽量放松，减少情绪波动，避免加重心脏负担；采取舒适体位，如果可能，可平躺或半卧，减少心脏压力。

（5）合理使用药物：在等待救援时，如果有条件，可以在专业人员指导下使用硝酸甘油等药物，但需谨慎，避免不适当用药。

（6）到达医院后，家属应信任医生，迅速与医生沟通，迅速作出决定，遵医嘱协助进行必要的检查和治疗。

（7）平时应注意健康生活方式，控制心血管疾病的危险因素，预防高血压、高血脂、糖尿病等。

通过这些措施，遇到在驾车途中突发心梗时，可最大限度地减少伤害，保护生命安全。

小贴士

炎热夏季、寒冷冬季，都属于心血管疾病高发期，大家要注意坚持低盐低脂饮食，保持情绪稳定。如出现持续不缓解的胸痛症状，要立即前往就近医院就诊，以免延误病情。

57. 如何化解驾驶途中的卒中危机

拥有 18 年驾龄的施师傅在驾驶横长线公交车首班车时，突然感觉头晕，随后身体右半侧手脚也出现麻木的情况。他拼尽全力，将车辆减速、靠边、停车、拉手刹，并拨打了调度室的电话告知情况。最终，施师傅保护了车上 18 名乘客的安全，并及时被送往医院救治。他被诊断为卒中，因救治及时恢复良好。

卒中，也就是我们常说的中风，是一种突发且严重的疾病。当司机驾驶途中猝发卒中时，情况会变得极为危急。不仅威胁着驾驶者的生命安全，也可能对乘客和道路上的其他行人及车辆造成严重的影响。因此，了解在驾驶途中突发卒中时应如何应对，

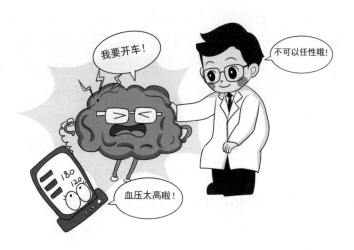

就至关重要。

卒中通常分为缺血性卒中和出血性卒中两种类型。缺血性卒中是由于血管堵塞导致脑部供血不足，而出血性卒中则是由于脑部血管破裂引起出血。无论是哪种类型，其症状往往相似，可能包括突然的面部、手臂或腿部麻木或无力，尤其是身体一侧；突然的言语不清或理解困难；突然的单眼或双眼视力模糊；突然的头晕、失去平衡或协调能力以及突然的剧烈头痛等。

如果在驾驶途中，驾驶者自己察觉到可能出现卒中症状，首先要尽可能保持冷静，切忌惊慌失措。迅速开启危险警示灯（双闪灯），然后慢慢减速，将车辆安全地停靠在路边。注意，尽量选择远离交通主干道、人流密集的区域，避免造成二次事故。

车辆停稳后，立即拉紧手刹，关闭发动机，并取出车钥匙。如果还有行动能力，应尽快拨打当地的紧急救援电话（如"120""110"），清晰准确地告知调度员所在位置、症状以及车辆的相关信息。在等待救援期间，如果还有活动能力，尽量以舒适的姿势休息，可以选择平卧或半卧位，头部稍垫高以促进脑部血液回流；解开衣领和腰带，保持呼吸通畅；如有口水流出，尽量将头部偏向一侧，防止呛咳和误吸，有条件的话用纸巾等擦拭口腔分泌物。如果身边有同伴，让同伴帮忙设置警示标志，避免其他车辆靠近。

其他驾驶员如果发现前方车辆行驶异常，疑似驾驶者突发卒中，应保持警惕，避免贸然超车或逼近。在确保自身安全的前提下，可靠近并观察车辆情况。如果确定驾驶者出现状况，同样应立即拨打紧急救援电话，并在现场维持秩序，等待专业救援人员的到来。

总之，驾驶途中突发卒中是一种极其危险的情况。但只要保持冷静，采取正确的应对措施，就能在最大限度上减少伤害和损失。

 小贴士

为了降低突发卒中的风险，提早预防是关键。要定期进行体检，及时发现并控制相关疾病。保持健康生活方式是保障，如均衡饮食、适量运动、戒烟限酒、减少压力、保证充足的睡眠等。

58. 小心驾驶中的"挥鞭伤"

在驾驶的日常场景中，颈椎过伸伤，亦称"挥鞭伤"，虽屡见不鲜，却常被驾驶者忽视，其潜在风险不容忽视。

挥鞭伤，这一名字虽颇具历史感，实则是对现代交通安全的隐

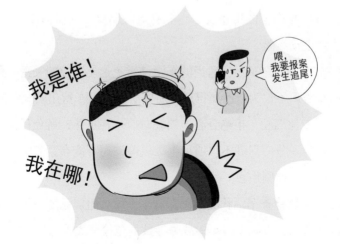

形挑战。它源于车辆急停或遭遇后方撞击时，乘客头部如同被无形之鞭牵引，经历剧烈前后甩动的现象，因动作酷似挥鞭而得名。

危害程度剖析

挥鞭伤绝非轻微不适，其影响深远且广泛。初期，患者可能感到剧烈的颈部疼痛，仿佛颈部遭受了强烈的外力拉扯。随着病情发展，这一损伤还可能波及头部、肩部乃至手臂，引发持续性疼痛、麻木感乃至睡眠障碍，严重影响生活质量。更为严重的是，若未得到及时有效的治疗，挥鞭伤可能演变为慢性颈部疼痛，成为患者日常生活中的"隐形枷锁"，持续困扰其身心健康。

预防策略

鉴于挥鞭伤的严重危害，采取积极有效的预防措施显得尤为重要。以下是几点实用的预防建议。

（1）科学调整头枕位置：将头枕高度调整至与头部平齐，确保在碰撞发生时能为头部提供坚实的支撑，减少颈部甩动幅度。

（2）坚持系好安全带：系好安全带不仅是法律要求，更是保护驾乘人员免受伤害的生命线。它能有效限制身体在碰撞中的移动，降低头部甩动风险。

（3）保持安全车距：适当的车距是避免追尾事故的关键。保持足够的车距，不仅为自己赢得反应时间，也为后车留出安全空间。

（4）专注驾驶，拒绝分心：驾驶时应全神贯注，避免任何形式的分心行为。分心驾驶不仅增加事故风险，还可能在紧急情况下导致反应迟钝，加剧伤害。

（5）定期检查车辆状况：确保刹车系统、避震系统等关键部件处于良好状态，以减少因车辆故障导致的急停或失控情况。

紧急应对

若不幸遭遇挥鞭伤，应迅速采取自救措施并寻求专业医疗帮助。初期可通过冰敷颈部来减轻肿胀和疼痛。同时，保持充足的休息，避免颈部过度活动。随后，务必及时就医，接受详细的检查和诊断。医生会根据病情制订个性化的治疗方案，包括物理治疗、药物治疗等。重要的是，患者应保持积极的心态，配合治疗，以减轻症状、预防长期并发症的发生。

59. 能救命的心肺复苏术教程

心搏骤停时最初 4 ～ 6 分钟有效实施心肺复苏，往往是救命的关键。以下心肺复苏术教程多一人学会，就可能多救一条生命！

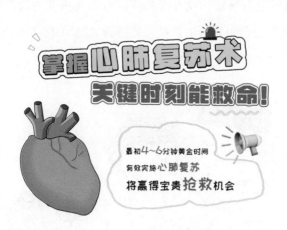

（1）及时呼救：如果有人胸骨正中间或偏左位置出现压榨样的胸骨闷痛有濒死感，需高度怀疑可能出现急性心梗，要及时呼救。

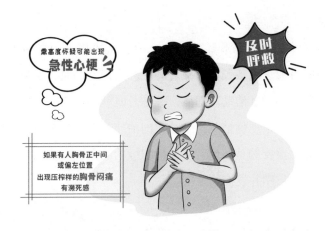

（2）检查患者，尽快呼救。

检查反应：轻拍双肩，呼唤名字并查看反应。

检查呼吸：5～10秒观察胸部、腹部是否有起伏。

若患者没有反应，没有呼吸或仅有很浅很费力的呼吸，尽快拨打"120"急救电话，大声呼救并寻找AED（自动体外除颤器），准备除颤。

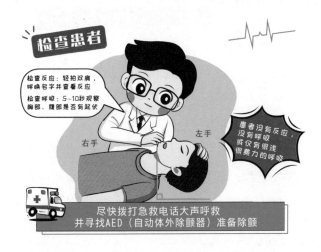

（3）清除异物，开放气道。

清除异物：需先清除患者口腔中的异物（如假牙等）。

仰头：左手放在患者额部，向下压。

提颏：右手放在患者下颌处向上抬，需保证下颌到耳部连线与地面垂直。

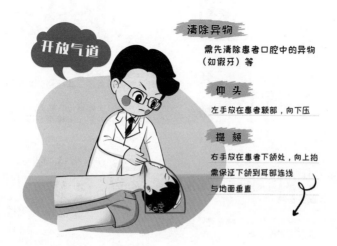

（4）寻获 AED，电击急救：找到 AED 后，将其放在患者左侧耳旁。

"开"：按下开关或掀开盖子，跟随语音指导操作。

"贴"：一个电极片放右上胸壁（锁骨下方），一个放在左乳头外侧，上缘距腋窝 7 厘米左右。

"插"：电极片插头插入主机插孔，仪器会通过声音或图形报警提示患者发生室颤。

"电"：按"电击"前必须确定无人接触患者，或大声宣布"离开"。

注意：第一次电击后，如患者没有恢复意识和呼吸，立刻进行心肺复苏，反复进行直至急救人员到来。如没有 AED，进行心脏持续按压，同样有效！

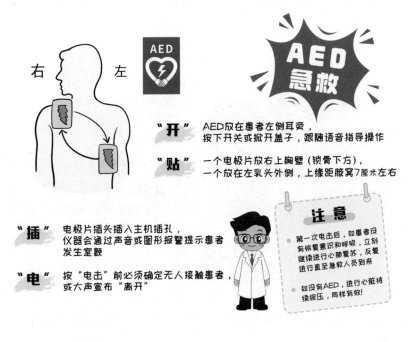

右　　左

AED

AED急救

"开" AED放在患者左侧耳旁，按下开关或掀开盖子，跟随语音指导操作

"贴" 一个电极片放右上胸壁（锁骨下方），一个放在左乳头外侧，上缘距腋窝7厘米左右

"插" 电极片插头插入主机插孔，仪器会通过声音或图形报警提示患者发生室颤

"电" 按"电击"前必须确定无人接触患者，或大声宣布"离开"

注　意

第一次电击后，如患者没有恢复意识和呼吸，立刻继续进行心肺复苏，反复进行直至急救人员到来

如没有AED，进行心脏持续按压，同样有效！

（5）胸外按压

按压位置：标准体型的两乳头连线中点与胸骨交界点。

按压手势：双掌交叠、双手相扣，掌根着力，垂直按压。

按压深度：成人垂直向下按压 5～6 厘米。

按压频率：100～120 次/分钟，可以大声计数控制按压次数。

注意事项：① 每次按压后需让胸部恢复到正常位置，胸廓充分回弹。② 回弹时手不要倚靠在胸壁上，保障心脏足够血液流出。③ 尽可能避免中断直至救护车前来。

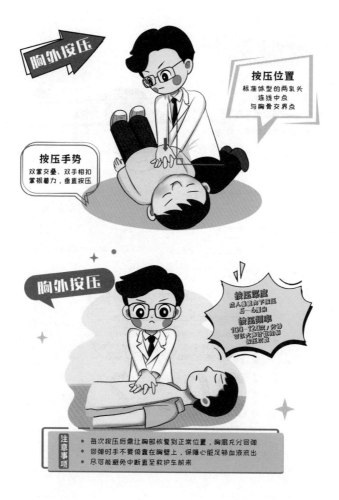

（6）人工呼吸

捏住患者鼻子，用嘴包住患者的嘴，快速将气体吹入 2 次。吹气的量按照正常呼吸的量即可。

注意：①吹气时需观察患者胸部、腹部是否有微微起伏。②胸外按压与人工呼吸的比例为 30（次胸外按压）：2（次人工呼吸），循环反复，直至救护车赶到。

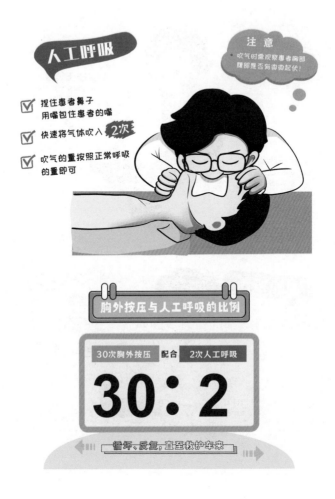

60. 不同人群的海姆立克急救法图解

　　海姆立克急救法作为一种非常有效的窒息急救技术，可以在突发气道异物阻塞的危急时刻挽救生命。从婴儿到成人，再到孕妇，每个人群都有不同的救护方法，但都遵循着相同的原则：利用肺部残余气体形成气流，冲出异物。

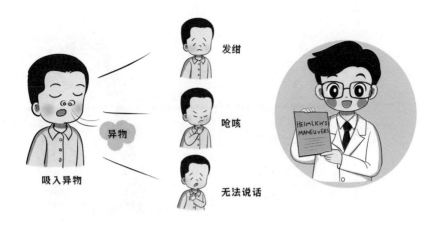

婴儿急救

在婴儿急救中，救护者需要采取坐位或单膝跪地的姿势。首先，将婴儿俯卧，骑跨于救护者一侧手臂，并用手托住婴儿的头部及下颌，确保头部低于躯干。接下来，用手掌拍击婴儿的背部与肩胛骨之间，每秒钟拍击一次，进行五次拍击。然后，将婴儿翻转为仰卧位，用食指和中指快速冲击性按压两乳连线正下方五次。重复以上动作，直到异物排出为止。

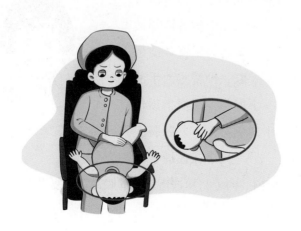

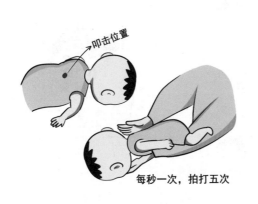

叩击位置

每秒一次，拍打五次

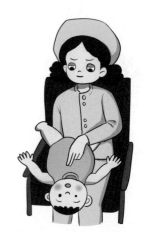

婴儿急救是相对复杂的，因为救护者需要对婴儿的体型和脏器结构有一定的了解，才能更加准确地进行施救。在执行拍击背部和按压胸部时，救护者需要掌握一定的力度和频率，以确保能有效地冲出异物。此外，对于婴儿来说，施救期间需要保持稳定的姿势，避免过度晃动。

成人急救

对于清醒的成人患者，可以采取立位腹部冲击法。救护者需要站立在患者身后，将两只手臂环绕患者的腰部，并采取一种特定的手法进行施救。一手握拳，用拇指顶住患者腹部正中的剑突下方，肚脐上方两横指处；另一只手抓住握拳的

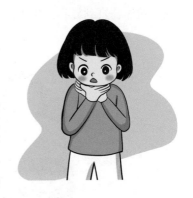

手，并快速向内、向上挤压冲击患者的腹部。重复以上手法，直到异物排出为止。

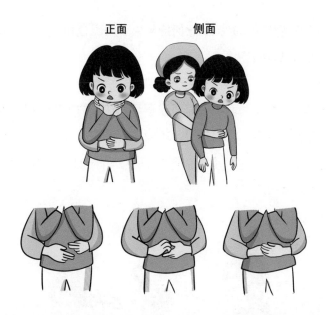

　　如果成人患者意识不清或不能站立，那么救护者需要将患者摆放在仰卧位，面对患者。救护者骑跨在患者的髋部，双手交叉叠放，将下面一手的掌根放在患者胸廓下、肚脐上的腹部，然后用掌根向下前方快速冲击患者的腹部，直到异物排出。

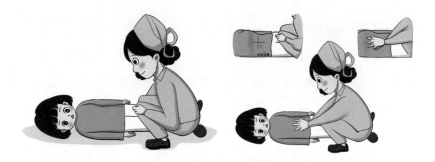

　　成人急救时，救护者需要特别注意力度和手法的掌握。过轻或过重的按压力度都可能导致施救效果不佳，因此救护者需要根据实

际情况进行调整。同时，注意保持与患者的配合和沟通，以减轻患者的紧张和恐惧感。

孕妇急救

在孕妇急救中，救护者需要注意孕妇特殊的生理情况。救护者应站在患者的背后，将两只手臂环绕患者的胸部。一只手握拳贴在两乳连线中间，另一只手抓住握拳的手，并垂直向内做胸部按压，直到气道阻塞解除。

正面　　　　　　　侧面

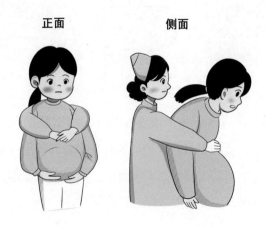

对孕妇施救时需要特别注意保护胎儿的安全。救护者在施救时要尽量避免对腹部的过分压迫和冲击，以免对胎儿产生不利影响。同时，孕妇的体重可能较大，救护者需要保持力度的适中，以确保施救的效果。

海姆立克自救法

当我们自己遇到气道堵塞的情况时，可以采取海姆立克自救法。首先，两脚分开与肩同宽站立，身体前倾。一只手握拳，另一只手抓住握拳的手，并快速冲击腹部，直到异物排出。此外，也可以利用圆角和椅背进行快速冲压腹部，以增加冲击力度，帮助异物排出。

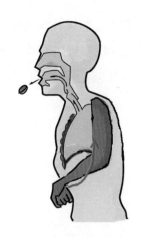

自救过程中，要保持沉着冷静，不要过分惊慌和紧张。同时要掌握正确的冲击力度和频率，以确保自救的效果。对于自救者来说，了解自己的身体特点和急救知识是非常重要的，可以在关键时刻救自己或他人于危难之中。

总结

虽然海姆立克急救法在关键时刻能够起到拯救生命的作用，但并不是适用于所有情况。在遇到气道异物阻塞时，我们应该首先尝试其他方法，如轻拍背部或施行正式心肺复苏等。只有在其他方法无效且患者情况危急时，才应考虑海姆立克急救法。

此外，对于食道异物等，并不适用海姆立克急救法。对于老年人而言，由于其胸腹部组织的弹性和顺应性差，故容易导致损伤的

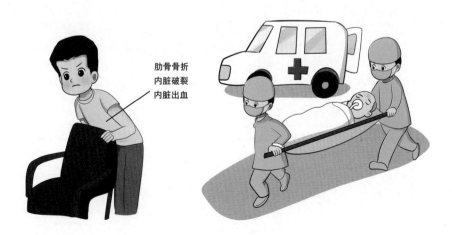

肋骨骨折
内脏破裂
内脏出血

发生（如腹部或胸腔内脏的破裂、撕裂及出血、肋骨骨折等），故发生呼吸道阻塞时，应首先采用其他方法排除异物，在其他方法无效且患者情况紧急时才能使用。